难病奇方系列丛书（第三辑）

四逆散

总主编 巩昌镇 刘一凡

编著 高兆旺 张丽

中国医药科技出版社

图书在版编目（CIP）数据

四逆散/高兆旺，张丽编著. —北京：中国医药科技出版社，2009.1
（难病奇方系列丛书. 第3辑/巩昌镇，刘一凡总编）
ISBN 978 - 7 -5067 -3955 -9

Ⅰ. 四… Ⅱ.①高… ②张… Ⅲ. 四逆散—研究 Ⅳ. R286

中国版本图书馆 CIP 数据核字（2008）第 170097 号

美术编辑 陈君杞
版式设计 程 明

出版 中国医药科技出版社
地址 北京市海淀区文慧园北路甲 22 号
邮编 100082
电话 发行：010-62227427 邮购：010-62236938
网址 www.cmstp.com
规格 958×650mm $\frac{1}{16}$
印张 $13\frac{1}{2}$
字数 197 千字
版次 2009 年 1 月第 1 版
印次 2021 年 5 月第 4 次印刷
印刷 北京市密东印刷有限公司
经销 全国各地新华书店
书号 ISBN 978-7-5067-3955-9
定价 39.50 元
本社图书如存在印装质量问题请与本社联系调换

内容提要

　　四逆散是最著名的方剂之一，临床应用范围相当广泛。本书共分三部分：理论研究、临床研究与实验研究。其中，理论研究详细地论述了方名、立法依据、组成与方解、功效与主治、古今医家的论述及其理论的研究进展；临床研究涉及内、外、妇、儿及神经系统等临床各科疾病，于每种疾病后详细介绍了四君子汤的临床应用，并附典型病案，以便读者更好地理解与应用；实验研究部分着重论述了四君子汤的制剂研究、成分分析及药理研究，反映了国内外研究的最新进展。该书内容丰富，简明实用，可供中医学习及研究者参考。

《难病奇方系列丛书》(第三辑)编委会

杨佃会　杨孟祥　何　永　何新蓉
陈　勇　陈　红　陈丛丛　陈宪海
陈会苓　张　丽　张玉慧　张晓杰
张永臣　张丽娟　张加英　沈　涛
迟　程　房繁恭　贺文彦　段春霞
姜　文　高　华　高清环　高兆旺
高华伟　徐　玮　徐进秀　展照双
唐代屹　曹　华　宿成君　彭　伟
焦安钦　程　丽　董　娟　董正显
韩　萍　韩文霞　路玉滨　樊凯方
薛　良

分册编著

小柴胡汤	刘金星	刘　伟
四物汤	高　华	吕筱霞
二陈汤	孙丰雷	田　林
四逆散	高兆旺	张　丽
六神丸	李春红	宿成君
大承气汤	杨佃会	杨孟祥
四君子汤	杨佃会	彭　伟
桂枝茯苓丸	刘静君	白志军
柴胡疏肝散	刘一凡	刘　伟
丹栀逍遥散	刘一凡	贺文彦

理中丸	刘一凡	董正显
温胆汤	孙建光	巩昌靖
黄连解毒汤	张晓杰	李伟宁
五味消毒饮	张晓杰	姜　文
乌梅丸	焦安钦	徐进秀
白虎汤	刘　明	陈会芩
麻黄汤	王中琳	席加秋
藿香正气散	何　永	韩文霞
葛根芩连汤	陈宪海	刘　伟
越鞠丸	陈宪海	姜　文

总策划　孔　立　吴建华

《难病奇方系列丛书》第三辑

前 言

　　《难病奇方系列丛书》是为中医医生，中医研究者和中医学生而写的。我希望其他中医爱好者也从中获益。这套大型丛书试图对下列问题做出回答：中医的经典方剂为中医临床、中医理论、中医实验研究提供了什么？中医临床医生从中医经典方剂中借鉴什么？中医研究者从中医经典方剂中发现什么？中医学生从中医经典方剂中学习什么？中医方剂为人类健康留下了什么样的遗产？我们解剖每一个经典方剂，特别是那些在临床各科上有着广泛应用的著名方剂，为中医医生，中医研究者和中医学生提供一个便利的使用指南。

　　中医以理法方药，辨证论治形成了独特的理论与临床体系。理是指中医理论对病因病机作出的解释与判断。法是指针对病因病机所确定的治疗原则和方法。方是根据治疗法则选择的恰当处方与剂型。药是指方剂中君臣佐使药的选择与搭配。辨证论治贯穿于理法方药运用于临床实践的始终。理法方药逻辑严谨，四个要素环环相扣。法随证立，方从法出，方以药成。方剂是理法方药完整体系的最终载体。中医几千年的发展为我们创制了广泛而有效的方剂。

　　中医方剂，浩如烟海。历代方剂的权威著作总是以超越以往，跨越时代为己任。战国时期的《五十二病方》开方剂之先河，载方280首。汉代张仲景的《伤寒杂病论》筑经方之峰巅，收方323首。唐代孙思邈所著《备急千金要方》与《千金翼方》集前贤之大成，收入方剂6 500首。宋代的

《太平圣惠方》和《圣济总录》开官修方剂之大门，前者载方16 934首，后者收方2万首。明代《普济方》登方剂之绝顶，汇总方剂61 139首。近年南京中医学院编写的《中医方剂大辞典》汇古今方剂之成果，收录历代方剂96 592首。这些方剂印刻着张仲景勤求古训，博采众方的开拓传统；孙思邈大医精诚，医为仁术的高尚医德；李时珍格物致知，师古不泥的深邃睿智；王清任定方救逆，理精识卓的革新精神。

千方易得，一效难求。临床上没有人以方多剂广而著称，而是以一效之方而闻名。著述者更是以一方足已。钱乙以六味地黄丸名垂青史，李东垣以补中益气汤流芳百世，张介宾以左归丸、右归丸独树一帜，王清任以血府逐瘀汤闻名于世，刘渡舟以应用小柴胡汤而声名远扬。正是沿着这一思路，美国中医学院的儒医研究所发起了这套为中医临床医生、中医研究人员和中医学生编写的集理论、临床与研究于一书的大型系列丛书——《难病奇方系列丛书》。这套丛书已经出版了三辑。第一辑包括10本，《六味地黄丸》、《补中益气汤》、《血府逐瘀汤》、《桃红四物汤》、《金匮肾气丸》、《桂枝汤》、《归脾汤》、《阳和汤》、《银翘散》、《逍遥散》，由山东中医药大学和美国中医学院联合完成。第二辑包括11本，《参苓白术散》、《补阳还五汤》、《防风通圣散》、《龙胆泻肝汤》、《小青龙汤》、《八珍汤》、《玉屏风散》、《生脉散》、《五苓散》、《中医急症三宝》、《云南白药》，由中国中医科学院和美国中医学院协作完成。第三辑包括20本，《小柴胡汤》、《四物汤》、《温胆汤》、《四逆散》、《六神丸》、《大承气汤》、《桂枝茯苓丸》、《柴胡疏肝散》、《四君子汤》、《二陈汤》、《黄连解毒汤》、《五味消毒饮》、《乌梅丸》、《白虎汤》、《丹栀逍遥散》、《麻黄汤》、

《藿香正气散》、《理中丸》、《葛根芩连汤》、《越鞠丸》，由山东中医药大学和美国中医学院携手完成。美国中医学院儒医研究所将在这一方向上继续拓展。

千百年来中医理论与临床的发展，几十年来的中药与方剂的试验研究催生出了理论方剂学、临床方剂学、试验方剂学。这些千锤百炼的经典古方便成了方剂研究的核心内容。在《难病奇方系列丛书》中，每一方剂都是按照理论研究、临床研究、试验研究三部分构成一个有机整体。理论研究探讨药方的组成、用法、功效、适应证、应用范围、组方原理及特点、古今医家评述、方剂的现代理论研究。临床研究重点介绍研究者对该方的系统性的临床观察以及大量临床医家的医案和经验总结。试验研究探讨方剂中的每一味中药的现代药理，并以此为基础研究该方治疗各系统疾病的作用机制。

一方在手，便可启发治病救人之思路，发现异病同治之奥秘，开发临床研究之思维，通晓理法方药之灵魂，这正是《难病奇方系列丛书》的最高目标。《难病奇方系列丛书》每一卷都汇集了众多医家的研究成果，在此，丛书编委会对那些发明与发展这些经典方剂的古代先贤们致以崇高的敬意，向所有对《难病奇方系列丛书》每一个方剂做出贡献的现代作者和医家们致以诚挚的谢意。

巩昌镇　博士

2008 年夏

目录

目录

目
录

目

录

目录

上 篇

理论研究

第一章

概　述

第一节　四逆散的来源

四逆散来源于张仲景《伤寒论》第 318 条，原文如下：

少阴病，四逆，其人或咳，或悸，或小便不利，或腹中痛，或泄利下重者，四逆散主之。

四逆散方

甘草（炙）枳实（破，水渍，炙干）柴胡　芍药

上四味，各十分，捣筛，白饮和服方寸匕，日三服。咳者，加五味子、干姜各五分，并主下利；悸者，加桂枝五分；或小便不利者，加茯苓五分；腹中痛者，加附子一枚，炮令坼；泄利下重者，先以水五升，煮薤白三升，煮取三升，去滓，以散三方寸匕，内汤中，煮取一升半，分温再服。

第二节　四逆散的组成及用法

四逆散是一首和解剂中调和寒热的方剂，其药物组成为甘草（炙）、枳实（破，水渍，

炙干)、柴胡、芍药，上四味，各十分，捣筛（各50g，共为细末）。

用法：白饮和服方寸匕，日三服（每次服3g，温开水送下，日服3次）。

四逆一症，从辨证之常而言，属阳虚失温，是少阴寒化证的主症。然本条用四逆散主之，以方测证，本条的"四逆"应是肝胃气滞，阳气内郁，不达四末所致。四逆散与四逆汤均可治四逆，均以主治症而名方，但一为"散"，一为"汤"，提示四逆病机迥然有别。四逆汤主治阳虚之四逆，四逆散主治阳郁之四逆。四逆散主治阳郁之四逆，其治不在辛热，而是舒畅气机，透达郁阳。

本方与小柴胡汤同为和解剂，同用柴胡、甘草。但小柴胡汤用柴胡配黄芩，解表清热作用较强；四逆散则柴胡配枳实，升清降浊，疏肝理脾作用较著。故小柴胡汤为和解少阳的代表方，四逆散则为调和肝脾的基础方。

第三节 四逆散的功效和主治

一、方中药物的功效和主治

(一) 甘草

系豆科多年生草本植物。味甘，平。入脾、胃、肺经。功效：益气补中，清热解毒，祛痰止咳，缓急止痛，调和药性。临床应用分"生用"与"蜜炙"之别。生用：主治咽喉肿痛，痈疽疮疡，胃肠道溃疡，及解药毒、食物中毒等；蜜炙：主治脾胃功能减退，大便溏薄，乏力发热以及咳嗽、心悸等。

《神农本草经》谓其"主治五脏六腑寒热邪气，坚筋骨，长肌肉，倍力，金疮尰，解毒。"《药性论》谓："治七十二种乳石毒，解一千二百般草木毒，调和使诸药有功，故号国老之名矣。主腹中冷痛，治惊痫，除腹胀满，补益五藏，制诸药毒，养肾气内伤，令人阴痿。主妇人血沥腰痛，虚而多热，加而用之。"《日华子本草》谓："安魂定魄，补五劳七伤，一切虚损，惊悸烦闷、健忘，通九窍，利百脉，益精养气，壮筋骨，解冷热。入药久用。"《本草发挥》云：
"甘草甘平以除热。又云：脾欲缓，急食甘以缓之，用甘补之。人参、
白术之甘，以缓脾气，调中。洁古云：甘草性平，味甘。生用之，则
大凉泻热；火炙之，则能补三焦元气，调和诸药，相协力共，为而不
争。性缓，善解诸急，故有国老之称。《主治秘诀》云：性寒，味甘，
气薄味厚。可升可降，阴中阳也。其用有五：和中，补阳气，调和诸
药，能解其太过，去寒邪，此为五也。腹胀则忌之。又能养血补肾。
生甘草梢子去肾茎之痛，胸中积热非梢子不能除。又云：补血不足，
用甘草。凡用纯寒纯热之药，必用甘草，以缓其力也。寒热相杂药，
亦用甘草，调和其性也。中满者禁用。经云：中满者，勿食甘。"《本
草纲目》认为："甘草与藻、戟、遂、芫四物相反，而胡洽居士治痰
澼，以十枣汤加甘草、大黄，乃是痰在膈上，欲令通泄，以拔去病根
也。东垣李杲治项下结核，消肿溃坚汤加海藻。丹溪朱震亨治劳瘵，
莲心饮用芫花。二方俱有甘草，皆本胡居士之意也。故陶宏景言古方
亦有相恶、相反，并乃不为害。非妙达精微者，不知此理。"

（二）枳实

为芸香科植物酸橙的幼果。5～6月间采摘幼果，自中部横切为
两半，晒干或低温干燥。较小者可整体干燥。性微寒，味苦、辛、
酸。归脾、胃大肠经。功能：破气除痞，消积化滞。主治：用于积滞
内停、痞满胀痛、泻痢后重、大便不通、痰滞气阻胸痹。

《神农本草经》谓："味苦，寒。主治大风在皮肤中，如麻豆苦
痒，除寒热，热结，止痢，长肌肉。利五脏。"《药性论》谓："枳
实，臣，味苦，辛。解伤寒结胸，入陷胸汤用。主上气喘咳，肾内伤
冷。阴痿而有气，加而用之。"《日华子本草》谓："枳壳，使，味
苦，辛。治遍身风疹，肌中如麻豆恶痒，主肠风痔疾，心腹结气，两
胁胀虚，关膈壅塞。根浸酒煎，含治齿痛。消痰有气，加而用之。健
脾，开胃，调五藏，下气，止呕逆，消痰，治反胃，霍乱，泻痢，消
食，破癥结痃癖，五膈气，除风，明目，及肺气水肿，利大小肠，皮
肤痒。痔肿，可炙熨。"《药性赋》谓："枳实，味苦、酸，性微寒，
无毒。沉也，阴也。其用有四：消胸中之虚痞，逐心下之停水，化日

久之稠痰，削年深之坚积。枳壳，味苦酸，性微寒，无毒。沉也，阴也。其用有四：消心下痞塞之痰，泄腹中滞塞之气，推胃中隔宿之食，削腹内连年之积。"《本草蒙筌》认为："味苦、酸，气寒。味薄气厚，阴也，阴中微阳。无毒。惟视皮厚小者为实，完大者为壳也。壳大则性详而缓治高，高者主气，治在胸膈；实小则性酷而速治下，下者主血，治在心腹。故胸中痞，肺气结也，有桔梗枳壳汤之煎；心下痞，脾血积也，有白术枳实汤之用。白术补脾，枳实去脾经积血，脾无积血，则不痞也。此高下缓急之分，易老详定以为准的也。除胀满，消宿食，削坚积，化稠痰。破气佐牵牛大黄芒硝，益气佐人参干姜白术。仲景加承气汤内，取疏通破结之功。丹溪入泻痰药中，有倒壁冲墙之捷。其大枳壳，亦贵陈年。泻肺脏，宽大肠。结气胸中，两胁虚胀者急服；发疹肌表，遍身苦痒者宜加。逐水饮停留，关节并利；破痰癖积聚，宿食亦推。同甘草瘦胎，即枳壳散。和黄连灭痔。即连壳丸。能损至高之气，不宜接迹服多。虚怯劳伤，尤当全禁。"

（三）柴胡

为伞形科植物柴胡或狭叶柴胡的干燥根。按性状不同，分别习称"北柴胡"及"南柴胡"。春、秋二季采挖，除去茎叶及泥沙，干燥。北柴胡：气微香，味微苦。南柴胡：苦，微寒。归肝、胆经。功能：疏散风热，疏肝解郁，升阳举陷。主治：用于寒热往来、感冒发热等症。治疗邪在少阳、寒热往来，常与黄芩、半夏等同用；治感冒发热与葛根、石膏、黄芩配伍。用于肝气郁结、胁肋疼痛、月经不调等。与当归、白芍、香附、郁金等药同用。用于气虚下陷、久泻脱肛、子宫下垂等症。配党参、黄芪、升麻等。

《神农本草经》谓："味苦，平。主治心腹，去肠胃中结气，饮食积聚，寒热邪气，推陈致新。"《名医别录》谓："微寒，无毒。主除伤寒，心下烦热，诸痰热结实，胸中邪逆，五藏间游气，大肠停积水胀，及湿痹拘挛。亦可作浴汤。"《药性论》谓："能治热劳，骨节烦疼，热气肩背疼痛，宣畅血气，劳乏羸瘦，主下气消食，主时疾内外热不解，单煮服良。"《日华子本草》认为："味甘，补五劳七伤，除烦，止惊，益气力，消痰，止嗽，润心肺，添精，补髓，天行温疾，狂热乏绝，胃胁气满，健忘。"《药类法象》谓："除虚劳寒热，解肌热，去早晨潮热。此少阳、厥阴行经本经药也。妇人产前、产后必用之药。善除本经头痛。若本经病，非他药能止也。治心不痞，胸膈痛神药也。"《本草经疏》云："柴胡禀仲春之气以生，兼得地之辛味。春气生而升，故味苦平，微寒而五毒，为少阳经表药。主心腹肠胃中结气，饮食积聚，寒热邪气，推陈致新，除伤寒心下烦热者，足少阳胆也，胆为清净之府，无出无入，不可汗，不可吐，不可下，其经在半表半里，故法从和解，小柴胡汤之属是也。其性升而散，属阳，故能达表散邪也。邪结则心下烦热，邪散则烦热自解。阳气下陷则为饮食积聚，阳升则清气上行。脾胃之气行阳道，则饮食积聚自消散矣。诸痰热结实，胸中邪逆，五脏间游气者，少阳实热之邪所生病也，柴胡苦平而微寒，能除热散结而解表故能愈以上诸病。大肠停积水胀，及湿痹拘挛者，柴胡为风药，风能胜湿故也。"《药性解》云："柴胡气味升阳，能提下元清气上行，以泻三焦火，补中益气汤用之，亦以其能提肝气之陷者，由左而升也。凡胸腹肠胃之病，因热所致者，得柴胡引清去浊而病谢矣，故入肝胆等。"《衍义》曰：《本经》并无一字言及治劳，今治劳多用之，误人不小。劳有一种真脏虚损，复受邪热，邪因虚而致劳者，宜用。后世得此数言，凡遇劳证，概不敢用，此所谓侏儒观场，随众喧喝矣。惟劳症不犯实热者，用之亦能杀人，诚所当慎。咳嗽气急痰喘呕逆者禁用，以其上升也。伤寒初起忌之，恐引邪入少阳经也。"

（四）芍药

为毛茛科植物芍药的干燥根。夏、秋二季采挖，洗净，除去头尾及细根，刮去外皮后置沸水中略煮，或先煮后刮去外皮，晒干。性微寒，味苦、酸，归肝，脾经。功能：平肝止痛、养血调经、敛阴止汗。主治：用于头痛眩晕、胁痛、腹痛、四肢挛痛、血虚萎黄、月经不调、自汗、盗汗。

《神农本草经》谓："味苦，平，主治邪气腹痛，除血痹，破坚积，寒热，疝瘕，止痛，利小便，益气。"《药性论》云："能治肺邪气，腹中绞痛，血气积聚，通宣脏腑拥气，治邪痛败血，主时疾骨热，强五脏，补肾气，治心腹坚胀，妇人血闭不通，消瘀血，能蚀脓。"《日华子本草》谓："治风、补劳，主女人一切病，并产前后诸疾，通月水，退热，除烦，益气，天行热疾，瘟瘴，惊狂，妇人血运，及肠风，泻血，痔瘘。发背，疮疥，头痛，明目，目赤努肉。赤色者多补气，白者治血。"《药性赋》则认为："味酸，平，性寒，有小毒。可升可降，阳也。其用有四：扶阳气大除腹痛，收阴气陡健脾经。坠其胎能逐其血，损其肝能缓其中。"《本草蒙荃》云："味苦、酸，气平、微寒。气薄味厚，可升可降，阴中之阳。有小毒。反藜芦，恶硝斛。芒硝、石斛。畏硝石、鳖甲、小蓟，使乌药、没药、雷丸。入手太阴肺经。及足太阴脾脏。赤白因异，制治亦殊。赤芍药色应南方，能泻能散，生用正宜；白芍药色应西方，能补能收，酒炒才妙。若补阴，酒浸日曝，勿见火。赤利小便去热，消痈肿破积坚，主火盛眼疼要药；白和血脉缓中，固腠理止泻痢，为血虚腹痛捷方。已后数条，惟白可用，得甘草炙为辅佐，兼主治寒热腹疼。热加黄芩，寒加肉桂。与白术同用补脾，与参芪同用益气，与川芎同用泻肝。凡妇人产后诸病，切忌煎尝，因其酸寒，恐伐生发之性故也。倘不得已要用，桂酒肉桂煎酒。溃炒少加。血虚寒人，亦禁莫服。经云：冬月减芍药，以避中寒，则可征矣。"《本草求真》谓："其用凡六，安脾经，一也；治腹痛，二也；收胃气，三也；止泻痢，四也；和血脉，五也；固腠理，六也。是以书言能理脾、肺者，因其肝气既收，则木不克土，土安则金亦得所养，故脾、肺自尔安和之意。"《医学衷中参西录》谓："芍药原有白、赤二种，以白者为良，故方书多用白芍。至于化瘀血，赤者较优，故治疮疡者多用之，为其能化毒热之瘀血不使溃脓也。白芍出于南方，杭州产者最佳，其色白而微红，其皮则红色又微重。为其色红白相兼，故调和气血之力独优。赤芍出于北方关东三省，各山皆有，肉红皮赤，其质甚粗，若野草之根，故张隐阉、陈修园皆疑其非芍药花根。愚向亦疑之，至奉后因得目睹，疑团方释，特其花叶皆小，且花皆单瓣，其花或粉红或紫色，然无论何色，其根之色皆相同。"

二、四逆散全方的功效和主治

【功效】　疏肝解郁、调和气血、平肝益脾。

【主治】　①阳郁厥逆证：手足不温，或腹痛，或泄利下重，脉弦。②肝脾气郁证：胁肋胀闷，脘腹疼痛，脉弦。

本方常用于慢性肝炎、胆囊炎、胆石症、胆道蛔虫症、肋间神经痛、胃溃疡、胃炎、胃肠神经官能症、附件炎、输卵管阻塞、急性乳腺炎等属肝胆气郁，肝脾（或胆胃）不和者。

本方为疏肝解郁，调和肝脾的祖方。方中柴胡既可疏解肝郁，又可升清阳以使郁热外透，用为君药；芍药养血敛阴，与柴胡相配，一升一敛，使郁热透解而不伤阴，为臣药；佐以枳实行气散结，以增强疏畅气机之效；炙甘草缓急和中，又能调和诸药为使。

四逆散出自《伤寒论》，由柴胡、白芍、枳实、甘草四药组成。原书指征曰："少阴病，四逆，其人或咳，或悸，或小便不利，或腹中痛，或泄利下重者，四逆散主之"。四逆者，乃手足不温也。其证缘于外邪传经入里，气机为之郁遏，不得疏泄，导致阳气内郁，不能达于四末，而见手足不温。此种"四逆"与阳衰阴盛的四肢厥逆有本质区别。正如李中梓云："此证虽云四逆，必不甚冷，或指头微温，或脉不沉微，乃阴中涵阳之证，惟气不宣通，是为逆冷。"

原方用白饮（米汤）和服，亦取中气和则阴阳之气自相顺接之意。本方组方之意是遵照《内经》治热淫之法中要佐以甘苦，以酸收之，以苦发之的精神，用枳实之苦泄里热，以甘草之甘缓逆气，以白芍之酸收阴气，以柴胡之苦发散郁结之邪热、透达表热。以甘苦酸辛之品，表里交治，和合阴阳，使阳气敷布于四末而愈四逆。

再从原书该方用法加减上看，除茯苓外，皆温热之品，可知非少阴热证；又无恶寒倦卧，呕吐清涎，方中未言用姜、附之类，可知其非虚寒之症。又如"咳者加五味、干姜，并主下利"，五味敛收肺气，干姜温肺散寒，二药又能温中固肾，故"主下利"；"悸者，加桂枝"，通达心阳；"小便不利者，加茯苓"，淡渗利水；"腹中痛者，加附子"，温肾散寒止痛；"泄利下重者……煮薤白"，散结以通阳。此等不同主症，分别加入相应药，从而组合形成：四逆散加茯苓方、四逆散加附子方以及四逆散加薤白方等。这些四逆散加味方皆系阴阳双补、调畅气机法的体现，深合"少阴病，四逆，其人或咳，或悸，或小便不利，或腹中痛，或泄利下重"的治疗原则。由此可知，本方乃宣达郁滞、疏肝理脾之平剂。

第四节 四逆散的临床应用

　　四逆散似乎并没有明确的主证，更多的是或然证，其中疼痛与胸胁苦满是最关键的指征。这种疼痛部位多偏胸胁两少腹部，疼痛为胀痛，或挛痛。至于四逆一证，这类病人多半是体质使然，临床常见一部分人，平时并无疾病，但一到秋冬天凉，人未觉冷，而两手已先凉，这即是典型的柴胡体质。柴胡体质的人患病时易出现柴胡证。黄煌教授在《中医十大类方》中对此作出了精确的概括，所谓柴胡证主要由两部分组成：①胸胁苦满。②寒热往来，休作有时。并认为"胸胁苦满"是柴胡证的必见指征，胸胁部的腹痛、腹满、硬满、触痛、压痛等均包括在内。"寒热往来"除体温变化外，尚包括患者自觉的寒热交替感。"往来"与"休作有时"不单指体温，亦指其他症状的发生在时间上有一定的规律，或有一定的周期，或是交替发作。临床亦可见部分患者并无四逆表现，用此方而可获效者。可以说四逆散证具柴胡证的腹痛或胸胁痛。四逆散证为：①柴胡证或对疼痛敏感，经常手冷、对寒冷气温敏感，易紧张，或心烦善怒或心境愁郁，肌肉易痉挛的柴胡体质。②胸胁苦满，疼痛、腹痛、腹胀。③脉弦，舌质坚老而暗，或舌有紫点。

　　本方在具体运用时，不必完全拘泥于四逆、胸胁苦满等，但凡患者属柴胡体质或病证与柴胡带（即肝胆经循行部位）有关者即可灵活选用。

　　本方所治腹证的特点：中度胸胁苦满，腹壁略凹陷，按之空虚而无抵当，腹直肌拘急，如棒状样紧张，触之白线深陷。主要是两胁下满实，胸膈挛急或积聚。

　　本方运用当与大、小柴胡汤，逍遥散及痛泻要方相鉴别。此外，其四逆还当与四逆汤之四逆证相鉴别，前者四肢厥冷，不过肘膝，以胸胁苦满、腹痛为主症，后者肢冷过肘膝，以但欲寐、下利清谷、小便清长为主症。尽管历代医家对四逆散的认识不一，尤其是四逆散的主证不明，更多的是或然证，但四逆散在临床上的应用仍十分广泛，且疗效卓著。

根据报道，胆囊炎胆石症、胆道蛔虫、肝炎、胃炎、胃溃疡、十二指肠溃疡、胃黏膜异型增生、胃神经官能症、胃下垂、顽固性腹痛、过敏性肠炎、腹泻、痢疾、呕逆、阑尾炎、阑尾脓肿、肠梗阻、肠粘连、胰腺炎、咳嗽、冠心病、经前期紧张综合征、更年期综合征、月经不调、痛经、输卵管不通、急性乳腺炎、肋间神经痛、肋软骨炎、神经性头痛、三叉神经痛、癫痫、梅核气、泌尿系结石、自主神经功能失调、阳痿、遗精、过敏性鼻炎、皮炎、高热肢厥、流行性出血热休克等均有用四逆散的。

使用范围之广，是其他方剂所不及的。本方临床运用十分广泛，实难以尽述，几乎各系统的疾病，均有使用的可能。据载日本汉医和田家治杂病100人，有50～60人用此方加减，成为其门人之佳话。

第二章

古今医家论述

成无己：四逆散方用柴胡、枳实、芍药、甘草四者，皆是寒冷之物，而专主四逆之症，是指四逆，非虚寒之症也。（《伤寒明理论·卷二》）

成无己：少阴病，四逆，其人或咳，或悸，或小便不利，或腹中痛，或泄利下重者，四逆散主之。四逆者，四肢不温也。伤寒邪在三阳，则手足必热；传到太阴，手足自温；至少阴则邪热渐深，故四肢逆而不温也；及至厥阴，则手足厥冷，是又甚于逆。四逆散以散传阴之热也。《内经》曰："热淫于内，佐以甘苦，以酸收之，以苦发之。"枳实、甘草之甘苦，以泄里热；芍药之酸，以收阴气；柴胡之苦，以发表热。（《注解伤寒论》）

许宏：四逆为传经之邪，自阳热已退，邪气不散，将若传阴而未入也。此只属阳，故与凉剂以治之。用甘草为君，以和其中，而行其四末；以枳实为臣，而行结滞；以芍药为佐，而行荣气；以柴胡为使，而通散表里之邪也。（《金镜内台方义》）

李梴：以邪渐入深，则手足渐冷，是以枳实之苦，佐甘草以泻里热；芍药之酸，以收阴气；柴胡之苦，以发表热。经曰：热淫之内，以酸收之，以苦发之是也。如咳者，肺寒气逆，下痢者，肺与大肠为表里，加五味子以收逆气，干姜以散肺寒；悸者，气虚而不能通行，心下筑筑然悸动，加桂枝以通阳气；小便不利，加茯苓以淡渗之；里虚腹痛，加附子以补虚；泄利后重，下焦气滞也，加薤白以泄气滞。（《医学入门》）

张璐：柴胡为来路之引经，亦藉以为去路之向导；用枳实者，扫除中道，以修整正气复回之路也。夫阴为阳扰，阳被阴埋，舍和别无良法，故又需芍药以和其营，甘草以和其胃，胃气和而真阳敷布，假证愈而厥逆自除。（《张氏医通》）

周扬俊：少阴至于四逆，热深而厥亦深矣。热邪内入，欲其散，非苦寒如柴胡不足以升散也；欲其泄，非苦降如枳实不足以下泄也。且阳邪入则必至于劫阴，故欲其收，非酸寒如白芍不足以收之也；合甘草以和中。仍是二味祛邪，二味辅正，无偏多偏少于其间者，邪正各为治也。（《伤寒论三注》）

秦之桢：本是阳症，因热邪内传阴经而厥冷，故以柴胡、白芍药疏通肝胆，伸阳气外达，则肝主四末而四肢自暖。又以枳实、甘草疏通阳明里气，伸胃阳外布，则胃主手足而手足自温。（《伤寒大白》）

张秉成：以柴胡自阴而达阳，邪自表而里者，仍自里而出表，使无形之邪，以此解散。然邪既自表而里，未免有形之痰食留恋。其邪结不开，邪终不能尽彻。故以枳实破结除痰，与柴胡一表一里，各得其宜。而以芍药甘草，护阴和中，相需相济，自然邪散厥回耳。（《成方便读》）

郑钦安：按少阴病而至四逆，阳微阴盛也。其中或咳或悸者，水气上干也；小便不利者，阳不化阴也；腹痛下重阴寒之极。法宜大剂回阳为是，而此以四逆散主之。（《伤寒恒论》）

姚廷周：少阴病，四逆，其人或咳，或悸，或小便不利，或腹中痛，或泄利下重者，四逆散主之。四逆散方：甘草二两（炙）、附子大者一枚、干姜一两半、人参二两。此"四逆散"与"四逆加人参汤"组成一致，仅剂量稍有不同。另有：少阴病，气上逆，令胁下痛，甚则呕逆，此为胆气不降也，柴胡芍药枳实甘草汤主之。柴胡芍药枳实甘草汤方：柴胡八两、芍药三两、枳实四枚（炙）、甘草三两（炙），上四味，一水一斗，煮取六升，去滓，再煎取三升，温服一升，日三服。此方组成与四逆散一致，然剂量服法不同，主治亦不同。辩伤风病脉证并治第 535 条：风病，头痛，多汗，恶风，腋下痛，不可转侧，脉浮弦而数，此风邪干肝也，小柴胡汤主之；若流于腑，则口苦呕逆，腹胀，善太息，柴胡芍药枳实甘草汤主之。此条更明白展示了四逆散与小柴胡汤之关系，笔者认为此条之方证似更符合临床实际。(《新伤寒论校注》)

陆渊雷：旧注以为热厥，然热厥又非本方所能平，本方实治后世所谓肝郁之病。四逆散对后世疏肝类方剂影响颇深，如《景岳全书》之柴胡疏肝散、局方逍遥散以及陈士铎在《辨证录》中所记载的治疗肝郁血瘀所致胁痛的遣怒丹等皆是从四逆散变化而来。(《伤寒论今释》)

唐宗海：四逆散乃疏平肝气，和降胃气之通剂，借用处尤多。《医宗金鉴》所言："或咳或下利者，饮邪上下为病，加五味子、干姜，温中以散饮也；或悸者，饮停侮心，加桂枝通阳以益心也；或小便不利者，饮蓄膀胱，加茯苓利水以导饮也；或腹中痛者，寒凝于里加附子温中以定痛也。泻利下重者，寒热郁结，加薤白开结以疏寒热也。"(《血证论》)

汪琥：四逆者，手足不温也。四厥者，寒冷之甚也。四厥为阴寒之邪，四逆为传经之邪，乃阳热已退，邪气不散，将欲传阴而未入也。此只属阳，故与凉剂以治之。用甘草为君，以和其中而行四末。以枳实为臣，而行结滞。以芍药为佐，而行营气。以柴胡为使，而通散表里之邪也。琥按：上云，阳热已退，言阳经之邪热，敛而退入于里，以故外不热而四逆。仲景用四逆散者，乃和解邪热，兼消里实之剂。(《伤寒论辨证广注》)

朱棣：四逆散方：甘草（炙，甘平）、枳实（破水渍炙干，苦寒）、柴胡（苦寒）、芍药（酸微寒）。(《内经》曰：热淫于内，佐以甘苦，以酸收之，以苦发之。枳实、甘草之甘苦，以泄里热。芍药之酸，以收阴气。柴胡之苦，以发表热。）咳者。加五味子、干姜各五分，并主下痢。（肺寒气逆则咳，五味子之酸，收逆气。干姜之辛，散肺寒。并主下痢者，肺与大肠为表里。上咳下痢，治则颇同。）悸者，加桂枝五分。（悸者，气虚而不能通行，心下筑筑然悸动也。桂，犹圭也，引导阳气，若热以使。）小便不利者，加茯苓五分。（茯苓味甘而淡，用以渗泄。）腹中痛者，加附子一枚，炮令坼。（里虚遇邪则痛，加附子以补虚。）泄利下重者，先以水五升，煮薤白，煮取三升，去滓，以散三方匕，纳汤中，煮取一升半。（泄利下重者，下焦气滞也，加薤白，以泄气滞。）少阴病小便不利。四逆散加茯苓散。（《普济方》）

王子接：四逆散，解少阴里热。白头翁汤、四逆散，救下焦之阴，以清脾气。（《绛雪园古方选注》）

王锡鑫：四逆散治阳元极，血脉不通，四肢厥冷，在臂胫之下。若阴症，则上过平肘，下过夫膝也。柴胡、白芍、枳实、甘草（等分）水浓煎热服。（《幼科切要》）

周士祢：若胸胁挛急，剧则四肢厥冷，此为痫厥也，四逆散主之。四逆散方：甘草 枳实 柴胡 芍药 上四味，各十分捣筛，白饮和服方寸匕。或加胶饴。搅调服之。（《婴儿论》）

王肯堂：腹痛泄利下垂，或小便不利者，用四逆散。（《幼科证治准绳》）

刘昉：少阴泄利下重，不可投热药，先浓煎葱白汤，内四逆散，用枳实、芍药之类。（《幼幼新书》）

王履：既以四逆为四肢不温，厥为手足独冷，何故不名治厥之药为四厥汤乎。成氏于四逆散治四逆条下，谓：四逆为热邪所为。及于明理论，谓：四逆非虚寒之证矣。至于少阴病死证二条下，却谓：四逆为寒甚。君此者得不自悖其说乎。是知四逆亦犹厥之有寒有热，固不可谓四逆，专为热邪所作也。但四肢通冷，比之手足独冷，则有间尔。故仲景曰：少阴病，吐利，躁烦，四逆者，死。又曰：少阴病，四逆，恶寒而身蜷，脉不至，不烦而躁者，死。又曰：少阴病，吐利，手足厥冷，烦躁欲死者，吴茱萸汤主之。此三条者，二为死，一为可治。虽通由诸证兼见而然，然死者以四逆言，可治者以厥冷言，则亦可见。四逆与手足厥冷之有轻重浅深矣。夫四肢通冷，其病为重，手足独冷，其病为轻，虽妇人小子亦能知之。成氏乃谓厥甚于逆，何邪。若能知四逆厥之所以异者，在于独指手足言，与兼指臂胫以上言，则不劳创为不温与冷之曲说，而自然贯通矣。（《医经溯洄

集》)

孙一奎：足不恶寒，反怕热，脉深有力等症，此因大实失下，使血气壅滞不通，故手足厥冷。其手冷上不过肘，足冷上不过膝，或有时而乍温，是外虽厥冷，内实热邪耳，如火烁金，热极则金反化水，所谓亢则害其物，承乃治其极也。厥微者，热微，四逆散。（《赤水玄珠·卷十七》）

朱棣：盖手足自然而至温，由温而至四逆，是传经之邪，而非虚寒之候也。（《普济方·卷一百四十·伤寒门》）

唐宗海：四逆散，则纯用清疏平和之品，亦能治四肢厥逆者，何也？盖虚寒固有四逆证，亦有热遏于内，不得四达而亦四逆者；实热内伏，热深厥一深，非芩、连、大黄不克。虚热内伏，沸玉烛散、玉女煎不退。若是腠理不和，遏其阳气，则但用四逆散。（《血证论·卷八·方解》）

徐大椿：四逆散治阳气方极，此时热邪渐深，至于少阴，壅过经络，故用此以宣通之。若云阳气抗极，则惟有急下之法，四逆诸品，何能愈之。故成无己云：邪在三阳，则手足热；在太阴，则手足温；在少阴，热渐深，手足逆而不温也，用四逆散以散传经之热，此为正解。（《医贯砭·卷上》）

吴谦：沈明宗曰：少阴病但厥无汗，其病在里，当以四逆散，和阴散邪，其病自退，而厥自愈矣。岂可强发其汗耶！汪琥曰：四逆散，乃阳邪传变而入阴经，是解传经之邪，非治阴寒也。凡阳热之极，六脉细弱，语言轻微，神色懒静，手足清温，有似阴证，而大便结小便数，齿燥舌苔，其热已伏于内，必发热也。若用热药，则内热愈炽；用凉药，则热被寒束而不得散。法惟宜和表解肌，疏通气血，而里热自除。此仲景四逆散所由设也。（《订正仲景全书伤寒论注》）

张介宾：凡厥微则热亦微，宜四逆散之类；厥甚则热亦甚，宜承气汤之类也。阴厥者，寒厥也，初无三阳传经实热等证，而真寒直入三阴，则畏寒厥冷。成无己曰：四逆者，四肢不温也。伤寒邪在三阳，则手足必热，传到太阴，手足自温，至少阴则邪热渐深，故四肢逆而不温也。及至厥阴，则手足厥冷，是又甚于逆，故用四逆散，以散其传阴之热证。若伤寒阳邪亢盛，血脉不通而四肢厥逆者，谓之热

厥，宜四逆散。(《景岳全书》)

吴昆：此阳邪传至少阴，里有结热，则阳气不能交接于四末，故四逆而不温。用枳实，所以破结气而除里热；用柴胡，所以升发真阳而回四逆；甘草和其不调之气；芍药收其失位之阴。是证也，虽曰阳邪在里，甚不可下。盖伤寒以阳为主，四逆有阴进之象，若复用苦寒之药下之，则阳益亏矣，是在所忌。论曰：诸四逆者，不可下之。盖谓此也！(《医方考》)

胡希恕：验之实践，四逆见本方证者甚少，故本方的应用，不必限于以上所述的四逆，凡形似大柴胡汤证、不呕且不可下者，大都宜本方。

刘鹏：《伤寒论》第229条、第230条不能称为阳明病类似证，第309条、第318条不能称为少阴病类似证。结合整个《伤寒论》体系便会发现第318条"少阴病，四逆，其人或咳，或悸，或小便不利，或腹中痛，或泄利下重者，四逆散主之"不应该是少阴病类似证。第318条是《伤寒论》中比较难理解的条文，历代医家颇多争议，诸如邪传少阴轻证的热结论、阳郁论等。笔者曾试图阐释其病机："无论是从'或'然证还是方后加减用药都可以看出是少阴阳虚而致，因虚致郁，故当以少阴虚寒、阳气不足为病之本，气郁为标，此条只列'四逆'，可知是少阴轻症，阳虚不甚，前文已叙仲景治疗标本表里先后之法，此时即使阳气已复，亦难得外达，遂投四逆使气得伸展，诸证减轻后再缓补其阳。"重新反思，阳虚致郁与"少阴轻症，阳虚不甚"在临床中颇有不合，而且也囿于柴胡疏肝的固化思维，把它作为《伤寒论》四逆散证的原意阐发，无疑是犯了方法学上的错误。要理解《伤寒论》方证体系的本旨所在，便不能把后世的"拓展应用"作为仲景本意。因此在遇到《伤寒论》中条文简单而需要从方药入手反方向分析条文本意时，即以方测证时，就应该多秉《神农本草经》、《名医别录》之说，而这正是研究《伤寒论》常常缺乏的历史观。因为第318条除"四逆"一证外，其他皆是或然证，条文过于简单，因此只能通过分析四逆散的方药方能推论第318条的病机。四逆散方由柴胡、枳实、芍药、甘草组成，《神农本草经》谓柴胡："味苦平，主心腹，去肠胃中结气，饮食积聚，寒热邪气，推陈致新。"《名医别录》云："除伤寒心下烦热，诸痰热结实，胸中邪逆，五脏间游气，大肠停滞水胀，及湿痹拘挛。"枳实，《神农本草经》载其"除寒热结"，《名医别录》谓其"除胸胁痰癖，逐停水，破结实，消胀满"，张仲景在《伤寒论》中多用其以消导积滞，行气、消痰、逐饮。芍药，《神农本草经》谓其"主邪气腹痛，除血痹，破坚积寒热，疝瘕，止痛，利小便"。可见，张仲景在《伤寒论》中应用四逆散是为除却肠胃中结气、饮食积聚、诸痰热结实、胸中邪逆、五脏间游气、大肠停滞水胀、胸胁痰癖、停水、结实、血痹等有形或无形结滞，以方测证概括而言第318条所揭示的基本病机即阴阳失调、气血郁滞，或见痰、饮、水、湿等邪滞内阻，"阴阳气不相顺接"，四肢失于温养。

参考文献

[1] 刘鹏．再论《伤寒论》四逆散证．中国中医药报，2008
[2] 雷载权，等．中药学．上海：上海科学技术出版社，2005：92
[3] 金·成无己．注解伤寒论．北京：人民卫生出版社，2005：3，1
[4] 明·朱橚，等．普济方．北京：人民卫生出版社，1959
[5] 汉·张仲景著，钱超尘整理．伤寒论．北京：人民卫生出版社，2005：08，01

中　篇

临床研究

第一章

内科病证

第一节　消化系统疾病

一、胆囊炎

胆囊炎分急性和慢性两种，临床上多见，尤以肥胖、多产、40岁左右的女性发病率较高。急性胆囊炎发病与胆汁淤滞和细菌感染密切相关。主要致病菌为大肠杆菌（占60%~70%）、克雷伯菌、厌氧杆菌等革兰阴性菌，多由肠道经胆总管逆行进入胆囊，少数经门静脉系统至肝、再随胆汁流入胆囊。慢性胆囊炎一部分为急性胆囊炎迁延而成，但多数既往并无急性发作史。约70%的病人伴有结石。由于胆石刺激，加上在长期慢性炎症的基础上，有过反复多次的急性发作，可使胆囊萎缩或囊壁纤维组织增生肥厚，终致囊腔缩小、功能丧失。若胆囊管为结石、炎性粘连或疤痕完全阻塞，胆汁无法流进胆囊，而胆囊内原有的胆汁，因胆色素逐渐被吸收，黏膜仍不断分泌无色水样黏液（白胆汁），即可形成胆囊积水；当继发感染，则演变为胆囊积脓。临床表现：①急性胆囊炎：不少患者在进油腻晚餐后半夜发病，因高脂饮食能使胆囊加强收缩，而平卧又易于小胆石滑入并嵌顿胆囊管。主要表现为右上腹持续性疼痛、阵发性加剧，可向右肩背放射；常伴发热、恶心呕吐，但寒战少见，黄疸轻。腹部检查发现右上腹饱满，胆囊区腹肌紧张、明显压痛、反跳痛。②慢性胆囊炎：症状、体征不典型。多数表现为胆源性消化不良，厌油腻食物、上腹部闷胀、嗳气、胃部灼热等，与溃疡病或慢性阑尾炎近似；有时因结石梗阻胆囊管，可呈急性发作，但当结石移动、梗阻解除，即迅速好转。体查，胆囊区可有轻度压痛或叩击痛；若胆囊积水，常能扪及圆形、光滑的囊性肿块。

慢性胆囊炎属中医学"胁痛"范畴，病因虽多而胆汁排泄不畅是最重要的因素，治疗胆囊炎以提高胆汁的排泄率为关键。中医认为胆为"中精之府"，内藏精汁，胆又为六腑之一，以降为顺，以通为用。而肝居胁下，胆附于肝，互为表里，经脉同布胁肋，且胆汁为肝之"余气"所化，肝气条达，胆汁才能正常分泌与排泄，如遇情志不畅，饮食不节，过食油腻或虫积，均可导致肝郁气滞，肝胆湿热壅阻，影响肝的疏泄和胆的通降，使胆汁排泄不畅，造成气阻络痹而发生胁痛。故张景岳说："胁痛本属肝胆二经，以二经皆循胁肋故也。"肝郁解才能胆汁利，所以疏肝解郁是治疗胁痛最基本和最常用的方法。

【临床应用】

罗氏[1]运用四逆散加味治疗慢性胆囊炎 38 例，取效满意。四逆散加味药物组成：柴胡 12g，白芍 15g，枳实 6g，延胡索 9g，川楝子 12g，炙甘草 6g。伴结石可加金钱草 20g，海金沙 30g，郁金 12g，炒鸡内金 12g；口苦甚可加栀子 10g，牡丹皮 10g，黄芩 10g；口干甚可加石斛 15g；纳呆腹胀可加焦三仙各 15g，砂仁 10g；胆区重坠明显可加黄芪 20g，升麻 15g；大便秘结可加生大黄 9g。水煎服，日 1 剂，分 2 次温服，7 天为 1 个疗程，可连服 3～5 个疗程。治疗结果：临床治愈 28 例，有效 6 例，无效 4 例，有效率为 89.3%。

【病案举例】

刘某，女，50 岁，反复发作性右胁下疼痛 1 年余，在某医院经 B 超，X 线造影检查诊断为"慢性胆囊炎"，曾用抗生素、中药、消炎利胆片及止痛药治疗，一度好转。2 天前因恼怒而引发，右胁胀痛，寒热往来，嗳气恶心，咽干口苦，痛处拒按，舌质红，苔薄黄，脉弦数。中医辨证为胁痛，肝胃不和。治宜疏肝理气，和胃止痛。方用四逆散加味：柴胡 12g，白芍 15g，枳实 6g，延胡索 9g，黄芩 6g，半夏 9g，川楝子 12g，炙甘草 6g。7 剂后胁痛减轻，寒热消失，原方去黄芩，继服 7 剂，疼痛缓解，饮食正常。巩固治疗 1 个月，追访观察 1 年，未见复发。[1]

按：四逆散方源自《伤寒论》，《伤寒大白》曰："疏通肝胆血脉，调和胃家中气，清热。"方中炙甘草甘温益气，柴胡透邪升阳以疏郁，枳实下气破结，与柴胡合而升降调气，芍药益阴养血，四味配伍，使邪去郁解，气血调畅。临床运用四逆散加味治疗慢性胆囊炎，有泻实和补虚两方面作用，实则疏肝清热，虚则柔肝养血，攻补兼施，全面照顾，所以临床上屡次运用皆取得满意疗效。

二、肠易激综合征

肠易激综合征（IBS）是一种与排便相关的腹部不适或腹痛为主的功能性肠病，往往伴有排便习惯改变与大便性状异常，症状持续存在或反复发作。有临床报道欧美肠易激综合征发病率为 10% ~20%，我国为 8.7%。患者以中青年居多，50 岁以后首次发病少见。男女比例约 1∶2。最主要的临床表现是腹痛与排便习惯和粪便性状的改变。①腹痛：几乎所有 IBS 患者都有不同程度的腹痛。部位不定，以下腹和左下腹多见。多于排便或排气后缓解。②腹泻：一般每日 3 ~5 次左右，少数严重发作期可达十数次。大便多呈稀糊状，也可为成形软便或稀水样。多带有黏液，部分患者粪质少而黏液量很多，但绝无脓血。排便不干扰睡眠。部分患者腹泻与便秘交替发生。③便秘：排便困难，粪便干结、量少，呈羊粪状或细杆状，表面可附黏液。④其他消化道症状：多伴腹胀或腹胀感，可有排便不尽感、排便窘迫感。⑤全身症状：相当部分患者可有失眠、焦虑、抑郁、头昏、头痛等精神症状。⑥体征：无明显体征，可在相应部分有轻压痛，部分患者可触及腊肠样肠管，直肠指检可感到肛门痉挛、张力较高，可有触痛。⑦分型：根据临床特点可分为腹泻型、便秘型、腹泻便秘交替型以及胀气型。

本病病因至今未完全阐明，故尚无特异性疗法。现代医学认为本病主要与精神因素及饮食和药物有关，治疗方法多采用镇静安神及对症治疗，但疗效不理想。中医学认为本病属于中医"腹痛"、"泄泻"、"便秘"等范畴，与外感六淫、内伤七情、脾胃功能虚弱有关，以情志致病为多，如《素问·举痛论》云："百病生于气"。忧思恼怒，肝气郁结，不得疏泄，肝脾不调，升降失常，不通则痛；气机郁滞，致大肠传导失司，糟粕内停而为便秘；肝乘脾则脾不健运，水湿不化，而为溏泄。叶天士曰："肝病必犯土是侮之所胜也，克脾则腹胀，便或溏或不爽。"可见肝郁脾虚，气机不畅，运化失司，大肠传导失常，是本病的主要病机。其病位虽以脾、胃、肠为主，但其根本则多在肝。日久可致脾胃虚弱，土虚木乘，肝郁脾虚，气机失调，肠络瘀阻，病程缠绵难愈。临床上常分为腹泻型与便秘型，治疗以疏肝解郁，调理气机为主。

【临床应用】

黄氏[2]应用加味四逆散治疗肠易激综合征104例，疗效显著。对照组患者给予硝苯吡啶10mg，谷维素20mg，每日3次，口服。便秘者加西沙必利5mg，每日3次，口服；腹泻者加易梦停胶囊4mg，每日2次，口服。治疗组给予加味四逆散治疗，便秘者加麻仁10g，莱菔子10g；脾虚腹泻者加党参15g，茯苓15g，白术12g，炒防风10g；腹痛者加延胡索15g，陈皮10g；黏液便者加黄连6g；大便水样者加车前子15g（布包）；里急后重者加木香6g。所有病例服药期间避免情绪激动，忌油腻及辛辣饮食，并给予心理疏导。1个月为1个疗程，3个疗程后评价疗效。结果：治疗组明显优于对照组，$P < 0.05$。

按：方中柴胡苦平、条达肝木而疏少阳之郁；枳实行气消滞；白芍养血柔肝，配甘草缓急止痛；加厚朴、香附以行气止痛；加半夏和胃降逆。综观全方，具有疏肝解郁、健脾止泻、缓急止痛之功效。加味四逆散方含柴胡、枳实、白芍、香附、半夏、厚朴、甘草，现代药理学研究表明诸药具有解痉止痛，抑菌，促进胃肠蠕动，促进消化，提高机体痛阈和增强机体免疫功能等作用。合用既可促进和调节脾胃升降功能，达到升清降浊，消除腹痛、腹泻、便秘等症状，又可疏肝理气，使情志条达，怡情悦志，利于病情稳定恢复。对于本病的治疗，用药贵在轻灵，重在调理气机，临床上对便秘型患者，尽量少用生大黄、元明粉等峻泻药来通大便，因其虽能取一时之快，长期应用反而可扰乱肠胃正常功能，加重大肠传导失常使便秘加重。对于腹泻的病人不宜过早应用收敛止泻药，慎防留邪，大热大寒更非所宜。本方之所以取得满意疗效，是由于切中病机，故痛泻得除。

三、胃脘痛

胃脘痛又称胃痛，是以胃脘近心窝处常发生疼痛为主的疾患。胃痛是临床上常见的一个症状，多见于急慢性胃炎，胃、十二指肠溃疡病，胃神经官能症等。也见于胃黏膜脱垂、胃下垂、胰腺炎、胆囊炎及胆石症等病。历代文献中所称的"心痛"、"心下痛"，多指胃痛而言。如《素问·六元正纪大论》说："民病胃脘当心而痛。"《医学正传》说："古方九种心痛……。详其所由，皆在胃脘，而实不在于心。"至于心脏疾患所引起的心痛症，《内经》曾指出："真心痛，手足青至节，心痛甚，旦发夕死，夕发旦死"，在临床上与胃痛是有区别的。《沈氏尊生书·胃痛》所说："胃痛，邪干胃脘病也"，"惟肝气相乘为尤甚，以木性暴，且正克也"。肝为刚脏，性喜条达，主疏泄。若忧思恼怒，则气郁而伤肝，肝木失于疏泄，横逆犯胃，致气机阻滞，因而发生疼痛。肝与胃是木土乘克的关系，若忧思恼怒，气郁伤肝，肝气横逆，势必克脾犯胃，致气机阻滞，胃失和降而为痛，如肝气久郁，既可出现化火伤阴，又能导致瘀血内结，病情至此，则胃痛加重，每每缠绵难愈。胃脘痛（肝气犯胃型）临床较多见，疏肝解郁法治疗肝气犯胃型胃脘痛，疗效满意。

【临床应用】

王氏[3]应用加味四逆散（汤剂）为基本方治疗45例患者。药用柴胡15g、白芍20g、枳壳20g、香附25g、延胡索20g、青皮20g、陈皮15g、炒麦芽30g、佛手20g、半夏10g、甘草10g。若肝郁化火伴有嘈杂、口臭、口苦、心烦、喜冷饮者加黄连10g，山栀15g，胆草15g；气郁较甚者以枳实15g取代枳壳，加木香10g；伴更年期内分泌功能紊乱者，加川断15g，菟丝子15g，肉苁蓉15g；伴吐酸者，加黄连 15g，吴茱萸 3g，乌贼骨 20g；若疼痛较重者，加川楝子 15g；嗳气较重者，加沉香 5g，旋覆花 15g（包煎）；若肝火伤阴者，加生地 30g，丹皮 15g。（因延胡索有活血化瘀作用，孕妇禁用）。水煎服，日 1 剂，分早晚各 1 次温服，15 剂 1 个疗程。本组病例中服用 1 个疗程的 14 例；服用 2 个疗程的 21 例，服用 3 个疗程的 8 例，服用 4 个疗程的 2 例。治疗结果：用药治疗后，治愈 31 例，占 68.9%；显效 9 例，占 20%；有效 3 例，占 6.7%；无效 2 例，占 5%；总有效率为95.6%。本组患者均于停药 1 年后作随访，痊愈者中 3 例复发，显效者中有 2 例复发，复发率为 11.1%。疗效比较确切。

按：此组胃脘痛 45 例，均为肝气犯胃型，多属实证，亦有几例为久病本虚标实者，且女性居多，其中，43～55 岁中多伴有程度不同的更年期症状。治疗用药须考虑法随证立，灵活变通。肝主疏泄而喜条达，若情志不舒，则肝气郁结不得疏泄，横逆犯胃而作痛；胁乃肝之分野，而气多走窜游移，故疼痛连胁；气机不利，肝胃气逆，故脘胀嗳气。如情志不和，则肝郁更甚，气结复加，故每因情志而痛作。病在气分而湿浊不甚，故苔多薄白，病在里而属肝主痛，故见脉沉弦。方药中柴胡、白芍、香附疏肝解郁；陈皮、枳壳、延胡索、甘草理气和中，共奏理气止痛之功，青皮加强理气解郁之效。佛手理气而不伤阴，炒麦芽消食和中，补而不滞；半夏能除逆以和胃。方中，诸药融疏、解、理、和、降于一炉，以达到治疗肝气犯胃型胃脘痛的目的，收效颇佳，复发率较低。

四、病毒性乙型肝炎

乙型病毒性肝炎是由乙型肝炎病毒引起的一种疾病。发展中国家发病率高，据统计全世界无症状携带者（HBsAg 携带者）超过 2.8 亿，我国占 1 亿以上。多数无症状，其中 1/3 出现肝损害的临床表现。特点为起病较缓，以亚临床型及慢性型较常见。无黄疸型 HBsAg 持续阳性者易慢性化。本病主要通过血液及日常生活密切接触传播，另一方式为母婴传播。肝功能损伤和 ALT、AST 升高，其临床表现系肝胆湿热、肝脾（胃）不和、气滞血瘀、肝阴不足所引起。湿热蕴滞、稽留不化是引起肝脏功能失常的最常见的原因。而肝气疏泄失常，克犯脾胃，或由气及血，血行不畅，脉络瘀阻，或阴虚不养，肝失涵润，皆能导致肝脏的机能紊乱。临床中最常见的引起肝功能损伤的原因就是病毒性乙型肝炎。彭汉光等拟定"降酶莫忘清热"、"降酶莫忘疏肝柔肝"、"降酶莫忘活血"三原则，作为治疗肝损伤的主要原则。

【临床应用】

彭氏[4]等应用加味四逆散治疗病毒性乙型肝炎引起的肝损伤患者63例，获得良好疗效。基本方由自拟加味三草汤合四逆散化裁而成：柴胡、枳壳、白芍、白花蛇舌草、夏枯草、连翘、虎杖、丹参、郁金、枸杞、白术、茯苓等。舌苔偏黄腻者加黄芩、厚朴花；胁痛甚者加川楝子、延胡索；尿黄者加茵陈、通草；腹胀甚者加苏梗、香橼皮；大便溏者重用茯苓、白术；夜寐不安者加枣仁、夜交藤；齿衄者加青黛、仙鹤草；瘀血阻络甚者加赤芍、炮山甲。治疗结果：临床治愈（临床症状消失，肝功能恢复正常）37例；有效（临床症状消失或减轻，肝功能基本恢复正常）22例；无效（症状和肝功能无明显改善）4例，总有效率为93%。

按：加味四逆散融合仲景四逆散、加味三草汤之意：柴胡、枳壳、白芍、甘草疏肝柔肝、解郁和中；白花蛇舌草、夏枯草、连翘、虎杖清消湿热而解毒，调节免疫机能；丹参、郁金活血舒络；白芍、枸杞入肝经至阴分，滋养肝木；白术、茯苓健脾扶土。全方既能疏肝活血、清化湿热，又能养阴扶正，使肝脏气机调畅，脾运得复，ALT和AST稳步下降，肝功能恢复，病情获临床治愈。

五、十二指肠球部溃疡

十二指肠溃疡的发病机制比较复杂，但可概括为两种力量之间的抗衡，一是损伤黏膜的侵袭力，二是黏膜自身的防卫力，侵袭力过强、防卫力过低或侵袭力超过防卫力时，就会产生溃疡。所谓损伤黏膜的侵袭力，主要是指胃酸/胃蛋白酶的消化作用，特别是胃酸，其他如胆盐、胰酶、某些化学药品、乙醇等，也具有侵袭作用。黏膜防卫因子主要包括黏膜屏障、黏液 HCO_3^- 屏障，前列腺素的细胞保护、细胞更新、表皮生长因子和黏膜血流量等，均能促进损伤黏膜的修复。正常时胃酸并不损伤黏膜，只有在黏膜因某种情况发生病损后胃酸/胃蛋白酶才起自身消化作用，从而导致溃疡病的发生。十二指肠溃疡的主要临床表现为上腹部疼痛，可为钝痛、灼痛、胀痛或剧痛，也可表现为仅在饥饿时隐痛不适。典型者表现为轻度或中度剑突下持续性疼痛，可被制酸剂或进食缓解。临床上约有 2/3 的疼痛呈节律性：早餐后 1～3 小时开始出现上腹痛，如不服药或进食则要持续至午餐后才缓解。食后 2～4 小时又痛，也须进餐来缓解。约半数患者有午夜痛，病人常可痛醒。节律性疼痛大多持续几周，随着缓解数月，可反复发生。部分病例可无上述典型的疼痛，而仅表现为无规律性较含糊的上腹隐痛不适，伴腹胀、厌食、嗳气等症状。随着病情的发展，可因并发症的出现而发生症状的改变。一般来说，十二指肠溃疡具有上腹疼痛而部位不很确定的特点。如果疼痛加剧而部位固定，放射至背部，不能被制酸剂缓解，常提示后壁有慢性穿孔；突然发生剧烈腹痛且迅速蔓延及全腹时应考虑有急性穿孔；有突然眩晕者说明可能并发出血。

十二指扬球部溃疡（以下简称球溃）属中医"胃脘痛"范畴，表现为肝胃郁热者，临床比较多见。中医认为十二指肠球部溃疡的发生多由饮食伤胃，或忧思恼怒，气郁伤肝，横逆犯胃所致。正如《医学正传·胃脘痛》说："致病之由，多由纵恣口服，喜好辛酸，恣饮热酒煎，复餐寒凉生冷，朝伤暮损，日积月深，故胃脘疼痛"。又《沈氏尊生书·胃痛》说："胃痛，邪于胃脘痛也"，"惟肝气相乘为尤甚，以木性暴，且正克也"。由于饮食伤胃，烟酒过度，则易耗损胃阴，胃内积热，胃之阴阳失调，气机不畅，不通则痛。又情志不畅，气郁伤肝，肝木失于疏泄，日久化热，横逆犯胃，气机阻滞而发为胃痛。肝胃郁热，逆而上冲则烦躁易怒、泛酸，肝胆互为表里，肝热夹胆火上乘则口干苦，舌红、苔黄为胃热之象，脉弦为肝胃郁热之征。总之，其病因乃饮食及情志所伤，病机为肝胃郁热，辨证以胃脘灼痛势急、烦怒、口干苦为特点。

【临床应用】

朱氏[5]自拟丹栀四逆散随症加减治疗十二指扬球部溃疡患者50例，效果满意。基本方：丹皮 10g，山栀 10g，柴胡 10g，白芍 25g，枳实6g，甘草10g，白及25g，海螵蛸15g。加减法：疼痛剧烈者加延胡索、七叶莲；泛酸嘈杂者加瓦楞子、黄连；胀甚者加佛手、郁金；口干甚者加葛根、麦冬；大便干结者加生地、火麻仁；伴黑便者加旱莲草、侧柏炭、地榆炭。治疗结果：本组50例中，治愈25例，占50%；好转23例，占46%；无效2例，占4%；总有效率达96%。在疗效观察过程中，临床症状缓解最快者为1天见效，服药期最长8周，最短2周，无一例有病情恶化。

按：十二指肠球部溃疡辨证属肝胃郁热者，治疗以丹栀四逆散随症加减，较为对证。方中丹皮、栀子有清肝泄热之功，白芍、甘草有止痛之效；白及能收敛止血、消肿生肌，海螵蛸则能收敛、制酸止痛。运用本方，既能疏肝泄热，又能止痛、生肌，再随症加减，疗效更佳。十二指肠球部溃疡一病的特点是病情缠绵和反复发作，避免情志及饮食伤胃非常重要。运用本方治疗，其近期疗效比较满意，而远期疗效尚需作进一步观察。

六、慢性功能性便秘

慢性功能性便秘是指各种原因所致的非器质性的排便节律改变，主要指排便习惯及粪便的性状改变而言，即排便次数减少，或排便困难和粪便干燥硬结或黏滞难排，持续2周以上。其含义为：排便次数≤3次/周；25%以上时间排便费力；25%以上时间粪质硬或呈硬球状；25%以上时间有排便不尽感。临床上也称为习惯性便秘、特发性便秘、功能性便秘、单纯性便秘，须经钡剂灌肠或肠镜检查排除器质性病变。其临床特点为大便排出困难或排便间隔时间延长，其症状有：①排便间隔时间超过自己的习惯1日以上，或两次排便时间间隔3日以上。②大便干结。③排便费力，伴有排便不适感或疼痛感或排便不尽感。④经全身体检及理化或特殊检查（如结肠镜），排除器质性便秘。诊断：具备①、②、③中任何一项及第④项，持续2周以上，均可诊断本病。中医认为，消化吸收功能离不开肝胆脾胃的正常运化。肝之疏泄、脾之运化是相互为用、缺一不可的。大便秘结，病之标在胃肠，而肝之疏泄失常、气机不运乃为其本。因此，理气通腑，必藉疏肝之力，故治便秘之法，重在调达肝脾。

【临床应用】

钱氏[6]应用加味四逆散治疗慢性功能性便秘患者 184 例，取得满意疗效。组方：柴胡 10g，枳壳 20g，生白芍 15g，炙甘草 6g，生白术 30g，升麻 6g，杏仁 12g，桃仁 10g，当归、炙紫菀各 12g。腹胀甚加炒莱菔子 30g；气虚明显加生黄芪 30g，太子参 15g；阴虚津亏明显加生地、玄参各 15g，天花粉 20g。1 天 1 剂，水煎，于下午 2 时、晚上 8 时各服 1 次。服药 1 周为 1 个疗程，3 个疗程后观察疗效。对照组以麻仁丸治疗，1 次 3g，服药时间、疗程均同治疗组。结果：治疗组 94 例中临床痊愈 40 例，显效 30 例，有效 20 例，无效 4 例，总有效率 96%；对照组 90 例中临床痊愈 20 例，显效 20 例，有效 25 例，无效 25 例，总有效率为 72%。两组临床疗效比较，差异有显著性意义（$P < 0.05$）。

按：中医治疗便秘一般均从燥热里实、腑气不通以及气虚、津亏、血虚、肾虚着手。然对于部分顽固性病例，从《伤寒论》四逆散加味以疏肝理气施治，可获良效。方中柴胡疏肝理气并升发郁阳；生白芍益阴养血；枳壳下气宽肠；炙甘草益气健脾；四味合之疏肝理脾；当归、桃仁养血活血、润肠通便，当归并助白芍养肝体以致肝用；重用生白术，合枳壳为枳术丸意，补中顺气宽肠。药理研究认为，生白术有促进肠胃分泌作用，使胃肠分泌旺盛，蠕动增速；升麻升清阳，协同柴胡与枳壳，以升清降浊；杏仁、紫菀配伍治便秘，乃借鉴叶天士《临证指南医案》，盖肺与大肠互为表里，理肺即是通肠。汤剂内服意在有利于次日晨起或早餐后排便规律的重新建立而提高疗效。此外，尚须嘱咐患者饮食规律，多饮水，以利粪便的软化，多食粗纤维食物，禁忌烟酒及辛辣食物和油煎食品，养成按时排便的习惯。同时，适当的腹部绕脐按摩及提肛锻炼都有助于便秘症状的改善。

七、胆汁反流性胃炎

胆汁反流性胃炎又称碱性反流性胃炎，是由于胃、十二指肠和胆囊疾病导致幽门关闭不全，以胆汁为主的碱性十二指肠液反流入胃引起胃黏膜受损而引起胃黏膜充血、水肿、糜烂的一种慢性炎症。胆汁反流与胃及十二指肠和胆囊的协调运动改变有关。临床症状：胃部饱胀感或不适，往往饭后加重，或有胃痛，或胃部发凉，可伴腹胀、嗳气、反酸、烧心、恶心、呕吐、胃振水音、肠鸣、排便不畅、食欲减退和消瘦等；严重的还可有胃出血，表现为呕血或排黑便（柏油样便）以及大便潜血试验呈阳性等。西医治疗以促进胆汁排泄、加快胃的排空和保护胃黏膜为主，常用熊去氧胆酸、多潘立酮、硫糖铝等治疗。

胆汁反流性胃炎属中医"胃痛"范畴，正如《灵枢·四时气》所谓："邪在胆，逆在胃，胆液泻则口苦，胃气逆则呕吐。"指出了胆和胃在病理上相互影响的关系。本病病位虽在胃，但与肝胆关系密切，肝胆互为表里，胆胃同属六腑，均以通降为顺，胆汁的生成、排泄，依赖肝的疏泄。若肝气郁滞，犯胃乘脾，则胃失和降，胃气不降，则胆气不疏，幽门功能受阻，升清降浊机能紊乱或失常，当降不降，反流入胃。因此，疏肝利胆、和胃降逆是治疗本病的基本原则，四逆散加味治疗本病即依据此原则。

【临床应用】

户氏[7]用四逆散加味治疗胆汁反流性胃炎65例，并与西药治疗的40例对比观察，获效满意。治疗组选用四逆散加味治疗。基本方：柴胡10g，枳实10g，白芍15g，大黄6g，川朴10g，郁金15g，蒲公英15g，甘草3g。加减：痛甚者加延胡索10g，川楝子10g；胃酸者加吴茱萸3g，川黄连3g，乌贼骨15g；便秘者加虎杖15g；恶心欲呕者加半夏10g，佩兰10g；纳差者加莱菔子30g。每日1剂，水煎早晚各1次温服。疗程为4周，治疗期间，饮食宜清淡，忌食辛辣油腻食物。疗程结束后复查胃镜。治疗结果：治疗组65例中，近期临床痊愈46例，占70.8%；显效14例，占21.5%；无效5例，占7.7%；总有效率为92.3%。对照组40例中，近期临床痊愈17例，占42.5%；有效14例，占35%；无效9例，占22.5%；总有效率为77.5%。两组疗效比较有显著差异（$P<0.05$）。

按：方中柴胡、枳实、郁金疏肝、理气、利胆；川朴理气除胀；大黄既可通腑，又可祛瘀通络；芍药、甘草酸甘化阴、缓急止痛；蒲公英清热解毒。全方共奏疏肝利胆、和胃降逆之功。药理研究也证实：柴胡、枳实能促进胃的排空和小肠的推进速度，可明显缓解本病症状；大黄、蒲公英抗菌消炎，且大黄可改善微循环，对胃黏膜有保护作用；芍药、甘草缓解胃肠痉挛，可使上腹疼痛不适症状得到明显改善。

八、脂肪肝

脂肪肝是由多种原因引起的肝脏脂肪性病变，其发病机制至今尚未明确。近年来，由于生活习惯、饮食结构等多种因素的影响，我国脂肪肝发病有逐渐增加的趋势。肥胖症、药物中毒、糖尿病、妊娠等都可引起脂肪肝的发生，其临床表现与脂肪浸润成正比。虽然脂肪肝常被认为是良性病变，但大量资料表明，无论成因如何，均有部分患者可发展为肝硬化，因此，应引起足够重视。脂肪肝是一种常见的临床现象，而非一种独立的疾病。其临床表现轻者无症状，重者病情凶猛。一般而言，脂肪肝属可逆性疾病，早期诊断并及时治疗常可恢复正常。正常人的肝内总脂量，约占肝重的5%，内含磷脂、甘油三酯、脂酸、胆固醇及胆固醇脂。而患脂肪肝者，总脂量可达40%～50%，主要是甘油三酯及脂酸，而磷脂、胆固醇及胆固醇脂只少量增加。

中医虽无脂肪肝病名，但对其病因、病机、症状表现很早就有论述。根据其症状，当属中医"积聚"、"肝壅"、"胁痛"、"痰浊"、"肥气"等范畴。《素问·大奇论》云："肝壅，两胁满。"《古今医鉴》曰："胁痛或痰积流注于血，与血相搏留能为病。"《内经》指出："肝之瘕，曰肥气"，故本病也可称为肥气病，脂肥积蓄，阻滞壅聚可以认为是形成脂肪肝的直接因素。本病多因长期过食肥甘厚味及酒酪辛热之品，致痰湿内生，阻滞肝脏，湿瘀互结、出现肝脏肿大等一系列临床表现。

【临床应用】

李氏[8]运用加味四逆散治疗脂肪肝患者32例，取得满意疗效。所有患者均以加味四逆散为基本方：柴胡15g，枳实15g，芍药10g，甘草6g，生山楂30g，泽泻12g，丹参15g，何首乌12g。加减：肝气郁滞者加川楝子15g、玫瑰花12g；脾虚者加山药10g、白术12g；血瘀者加桃仁 10g、郁金 15g；痰湿甚者加苍术 12g、海藻 12g、浙贝母15g；转氨酶轻度增高者加败酱草、大青叶各 15g。1 剂/天，水煎取汁 200ml，分 2 次口服。早晚分服。2 个月为 1 个疗程，连服 2 个疗程。疗程结束后，复查血脂、B 超、肝功能。治疗期间，均停用保肝降酶药物，戒酒，调整饮食结构，注意补充高蛋白、维生素和低脂肪食物。结果：32 例患者中痊愈 20 例，有效 8 例，无效 4 例，总有效率 87.5%。

【病案举例】

患者，男，48 岁，2005 年 11 月 12 日初诊。患者近 2 个月来感右胁胀满隐痛不适。B 超示：中度脂肪肝。血脂：总胆固醇 5.9mmol/L，甘油三酯 2.6mmol/L。现症：右胁憋胀、隐痛，纳差，乏力，口干苦，舌红，苔黄厚，脉弦滑。辨证属肝郁气滞，湿浊阻滞。治以疏肝理气、祛湿化痰。方以加味四逆汤治疗：柴胡 10g，枳实 15g，白芍30g，甘草 6g，丹参 30g，泽泻 15g，鸡内金 12g，何首乌 10g，生山楂 30g，川楝子 15g，郁金 15g。水煎服，1 剂/天。1 个月后，右胁隐痛消失，惟觉胀满不适，纳食增，口中和，乏力不减，舌淡红，苔薄黄，脉弦滑。原方稍作加减，继续服药 2 个月，患者精神好转，无不适症状。复查血脂：甘油三酯 1.6mmoL/L；B 超示：脂肪肝消失、肝脏恢复正常。

按：四逆散是张仲景的疏肝理脾之要方，意在使肝气条达，郁滞得伸，肝脾调和。在本方基础上加生山楂、泽泻、丹参、何首乌具有健脾化湿，疏利肝胆的功效。方中柴胡具有明显的降血脂作用，以降低甘油三酯为主，其作用与所含柴胡皂苷、亚油酸、烟酸、烟酰胺等成分有关；生山楂消食化积，是消油腻肉食积滞之要药。药理研究表明，生山楂能降低血清甘油三酯、总胆固醇，促进脂肪分解。现代医学研究证实：方中泽泻具有干扰胆固醇和甘油三酯的吸收、分解和排泄作用，可促进血清高密度脂蛋白水平升高；何首乌能抑制肠道吸收胆固醇，并促进血浆中胆固醇的运输和清除；丹参含有丹参素，丹参素在体外细胞膜上具有抑制内源性胆固醇合成作用以及抗脂蛋白的氧化作用，从而降低胆固醇，防止脂质沉积。临床观察表明，本方治疗脂肪肝疗效确切。

九、呃逆

呃逆是以气逆上冲，喉间呃呃连声，声短而频，令人不能自制为主证的一种疾病，可以单独发生，也可并发于其他疾病。打嗝时，横膈肌不由自主地收缩，空气被迅速吸进肺内，两条声带之中的裂隙骤然收窄，因而引起奇怪的声响。中医认为呃逆是以胃气不降，上冲咽喉而致喉间呃呃连声，声短而频不能自制，有声无物为主要表现的病证，又名哕、发呃。呃逆由胃气上逆动膈、胃失和降而形成，其病理因素有寒气蕴蓄、燥热内盛，气郁痰阻及气血亏虚等方面，其成因多为久病体虚、寒冷温热失调至胃气上逆动膈而发。《景岳全书·呃逆》曰："然致呃之由，总由气逆。气逆于下，则直冲于上，无气则无呃，无阳亦无呃，此病呃之源，所以必气也。……然病在气，本非一端，而呃之大要，亦惟三者而已，则一曰寒呃，二曰热呃，三曰虚脱之呃"，对呃逆形成的病因及其机制作了详细论述。呃逆常并发于多种急性慢性疾病发作之中，临床上因单纯出现呃逆而住院治疗者少见，从本组收集的 28 例呃逆中显示，原发患有冠心病 3 例（10.71%），高血压 6 例（21.42%），脑血管意外 8 例（28.57%），慢性支气管炎 2 例（7.14%），慢性胃炎 4 例（14.29%），胃溃疡 5 例（17.86%）。现代医学认为单纯的膈肌痉挛即属此范畴，其他疾病引起则属并发症，未将呃逆作为疾病加以论述，在治疗上并无特殊的治疗方法，一旦在急重症中并发了顽固性呃逆，同样能加重原发病，给患者的生命造成威胁，应当引起临床医生的重视。呃逆一证总是由胃气上逆动膈而成，引起胃失和降的病理因素不外饮食不节、情志不和、正气亏虚等，但临床上尤以恼怒抑郁、气机不利、肝气逆乘脾胃，导致胃气夹痰上逆而居多，本文所收集的 28 例病例显示，虽然证型各异，病机不一，皆为气机升降出入失常，胃气上逆动膈而致。患者均有不同程度的肋胁胀满，烦躁不安，面红目赤，呃声连续，声音洪亮，口干苦，舌苔微黄，脉弦等肝气横逆的特点，因此选用疏肝解郁、理气和胃的四逆散为主方，并根据不同的临床表现随症加减。

【临床应用】

卢氏[9]采用四逆散加味治疗住院病人中并发顽固性呃逆 28 例，疗效显著。基础方为四逆散加味：柴胡 15g，白芍 15g，枳壳 15g，炙甘草 6g，丁香 9g，柿蒂 15g，陈皮 15g，人参 20g，白术 15g，生地 15g。辨证加减：兼胃寒甚加良姜 15g，兼胃热重加石膏 30g、竹叶 15g，兼气滞加厚朴 15g、木香 15g，兼脾气虚重用人参 50g、白术 20g，兼胃阴不足加石斛 15g、麦冬 15g、玉竹 15g，兼血瘀加丹参 20g、牛膝 15g，水煎服，煎 3 次，每次取汁 200ml，三煎混合，每次 50ml 频服，1 日 1 剂，疗程 2 天。结果：痊愈：冠心病 3 例（10.71%），高血压 6 例（21.43%），脑血管意外 6 例（21.43%），慢性支气管炎 2 例（7.14%），慢性胃炎 4 例（14.28%），胃溃疡 5 例（17.86%），治愈率 92.86%。无效：脑血管意外 2 例，占 7.14%（其中死亡 1 例，占 3.57%）。

【病案举例】

患者，女，78 岁，于 2004 年 1 月 26 日因脑梗死入院，住院第 3 天患者出现面红目赤，呃呃连声，声短而频，声音洪亮，夜不能寐，烦躁不安，胁肋胀满。查体：血压 22.4/14kPa，神志清楚，双肺阴性，心界向左下扩大，心律齐，二尖区闻及Ⅱ级收缩期杂音，左侧肢体偏瘫，左上肢肌力Ⅱ级，左下肢肌力Ⅲ级舌质红，苔微黄，脉弦紧，经过肌内注射 654-2 10mg，阿托品 0.5mg，甲氧氯普胺 10mg，异丙嗪 25mg 行内关、足三里封闭治疗无效。投以中药柴胡 15g，白芍 15g，枳壳 15g，炙甘草 6g，丁香 9g，柿蒂 15g，陈皮 15g，生地 15g，丹参 20g，牛膝 15g。频服 1 小时后呃逆逐渐缓解，24 小时后诸症平。

按：方中用柴胡疏肝理气，调畅气机，枳壳行气消呃，芍药养血敛阴，柔肝缓上冲之气，若胃寒者加良姜、丁香、柿蒂，兼胃热重加石膏、竹叶，兼气滞加陈皮、厚朴、木香，脾气虚者加人参、白术，阴不足者配石斛、生地、麦冬，有瘀者加丹参、牛膝，再伍以甘草调和诸药，纵观全方有理气和胃，降逆平呃之功，因此在辨证论治的基础上用四逆散加味治疗呃逆而获捷效，体现了中医的"异病同治"之特点。

十、慢性胃炎

慢性胃炎是一种常见的多发病，其发病率居各种胃病之首，年龄越大，发病率越高，特别是50岁以上的更为多见，男性高于女性。慢性胃炎主要是胃黏膜上皮遇到各种致病因子，如药物、微生物、毒素和胆汁反流等的经常反复侵袭，发生慢性持续性炎症性病变，虽然病因不明，而病理过程基本相似，由轻到重，由浅表到萎缩，呈进行性发展，炎症性变化包括充血水肿、糜烂出血，病变范围主要在腺窝层，由于胃黏膜的再生改造，腺窝层的剥脱变性和坏死，最后导致固有的腺体萎缩，形成萎缩病变为主的慢性胃炎。同时，可伴有肠上皮化生和非典型增生的癌前组织学变化。慢性胃炎缺乏特异性症状，甚至在静止期无任何症状表现，但在临床上，患者经常以胃脘胀闷、胃痛、嗳气、吞酸、嘈杂或食欲不振的症状求治，临床诊断主要靠纤维胃镜肉眼和病理活检来确定。现代人的脾胃病很大一部分与精神长期紧张有关，情志失畅，则肝气横逆，侮犯于胃，或气郁化火，肝胃气逆，致恶心呕吐，肝气郁结；肝郁失于疏泄，则脾气难伸，胃失和降，于是气滞食阻，积渐而成胃痛。慢性胃炎属中医学"胃脘痛"范畴，临床所见患者多与郁怒等情绪有关，或因其起病，或因之而使病情加重。

【临床应用】

陈氏[10]采用四逆散加味治疗慢性胃炎患者56例，效果满意。治疗方法：治疗组给予四逆散加味治疗，组方柴胡、枳壳、白芍各10g，炙甘草6g。腹痛腹胀加炒川楝子12g、青皮6g、延胡索20g、蒲公英30g，神疲乏力加黄芪30g、焦白术12g，食欲不振加大腹皮10g、焦六仙10g、鸡内金6g，嗳气、呕吐加黄连6g、苏梗6g、姜半夏10g，泛酸加乌贼骨10g、瓦楞子10g。用冷水300ml煎30分钟，取汁120ml，再加水250ml，煎30分钟，取汁120ml，2次药汁混合。每日1剂，分早晚2次服。对照组给予普利胃炎胶囊600mg口服，每日3次；伴嗳气泛酸者加雷尼替丁胶囊150mg口服，每日2次；腹胀者加多潘立酮10mg口服，每日3次。2组服药期间忌食生冷、酒酪、辛辣等刺激性食物，均3周为1个疗程，2个疗程结束后评定疗效。

结果：治疗组痊愈24例，显效9例，有效18例，无效5例，总有效率91%；对照组痊愈12例，显效12例，有效14例，无效10例，总有效率79%，两组疗效比较有显著性差异（$P<0.05$）。

【病案举例】

患者，男，28岁，胃病史2年，经常口服雷尼替丁、普利胃炎胶囊及中药治疗，症状可改善，但易复发。近2天来胃脘疼痛又发作，呈钝痛，疼痛以食后及情绪不佳时明显；舌质淡红，苔薄白，脉沉而细弦。胃镜检查示慢性浅表性胃炎。中医诊为胃脘痛，证属肝郁气滞、胃失和降。治拟疏肝和胃、理气止痛，予以四逆散加味。处方：柴胡、白芍、枳壳、苍术、佛手、川楝子、延胡索各10g，陈皮、厚朴、沉香、甘草各6g。每日1剂，水煎服。服7剂后，临床症状减轻。仍用上方加减治疗1个月余，临床症状消失，经胃镜复查见胃黏膜组织基本恢复正常。为防止复发，继用上方加减调理15天，以巩固疗效。

按：胃脘痛之主要病机之一即肝郁气滞引起胃失和降。方中柴胡疏肝解郁，畅达气机，配白芍柔肝，缓急止痛，二药相配，散收并用，使肝体得养，肝用得调，胆汁正常疏泄；陈皮、枳壳善运脾胃，行气散满，佐以甘草补中扶正，调和诸药，配合使气机升降有序，诸症可平。疏肝和胃用四逆散加味，具有利胆、推进胃肠和增加胃黏膜血流量、保护胃黏膜损伤等作用，能调整神经系统、消化系统功能，并有镇痛、解痉、抗贫血、消食等作用。

十一、反流性食管炎

反流性食管炎是由多种因素引起的胃和（或）十二指肠内容物反流至食管引起食管黏膜损伤，产生炎症、糜烂或溃疡的一种疾病，临床以胸骨后疼痛、烧心、泛酸、嗳气等症状为主要表现。中医学对本病早有认识，将其归属为"吐酸"、"胸痛"、"胃脘痛"、"梅核气"、"噎嗝"等范畴。中医学认为，本病病机应责之于肝失疏泄，肝气犯胃，胃气上逆。脾主运化，胃主通降，胃气以降为和，脾与胃相表里，共同完成饮食的传化过程。肝主疏泄，肝气疏泄条达可助脾之运化而升发清阳之气，可助胃之受纳腐熟而降浊阴之气。正如

《素问·宝命全形论》所说："土得木而达。"《血证论》也说："木之性主于疏泄，食气入胃，全赖肝木之气以疏泄之，而水谷乃化。"如情志不畅，肝失疏泄，肝木乘土，横逆犯胃，胃失和降，胃气上逆，或饮食失节，烟酒过度，损伤脾胃，或久病伤脾，脾失健运，木不疏土致使肝胃不和而出现泛酸、嗳气不止。明·秦景明在《症因脉治·外感吐酸水·内伤吐酸水》中论曰："呕吐酸水之因，恼怒忧郁，伤肝胆之气，本能生火，乘胃克脾，则饮食不能消化，停积于胃，遂成酸水浸淫之患矣。"总之，胃失和降、胃气上逆是本病的基本病机；情志不畅、肝失疏泄、肝气犯胃是其发病关键。

【临床应用】

燕氏等[11]以四逆散合乌贝散加味治疗反流性食管炎40例，并与36例奥美拉唑联合多潘立酮治疗进行对照。治疗与观察方法：治疗组以肝胃不和为基本病机，同时根据中医辨证各有侧重：分为脾胃湿热、脾胃虚寒、胃阴不足三型。治疗予四逆散合乌贝散加味：柴胡9g，白芍15g，枳壳15g，甘草6g，乌贼骨20g，浙贝12g，苏梗12g，荷梗12g，白及12g，三七粉3g（冲服）。随症加减：脾胃湿热加黄连6g，竹茹10g；脾胃虚寒加黄芪15g，党参10g，干姜6g；胃阴不足加沙参10g，麦冬10g，石斛10g。每日1剂，水煎2次，得药汁约200ml。服法：每次100ml，每日2次。2个月为1个疗程。对照组予奥美拉唑20mg，每晨1次，口服；多潘立酮10mg，每日3次，口服。2个月为1个疗程。两组药物服药期间均停用影响本病药物评价的其他药物。两组患者停药后均随访半年，根据复查胃镜判断是否复发。治疗结果：两组症状积分比较：两组症状积分治疗前后自身比较，经t检验，均有非常显著性差异（$P < 0.01$）。两组治疗后症状积分经组间配对t检验比较，无显著性差异（$P > 0.05$）。表明两组在改善症状方面均有显著作用。内镜下疗效比较：两组有效率相比，经两独立样本秩和检验无显著性差异（$P > 0.05$）。两组复发率比较：两组随访例数及复发情况根据半年后复查胃镜诊断判定是否复发。两组复发率相比，经组间X检验有显著性差异（$P < 0.05$）。

按：方中柴胡疏肝解郁；枳壳、苏梗、荷梗理气降逆；白芍、甘草柔肝缓急；乌贼骨、浙贝母制酸止痛；白及、三七粉收敛生肌。诸药合用，共奏抑木扶脾、和胃降逆、抑酸止痛之功。综上所述，四逆散合乌贝散加味治疗反流性食管炎在临床症状改善、胃镜下疗效比较等方面与奥美拉唑、多潘立酮联合治疗相比，二者均有较好的疗效，无明显差异，但前者在防治远期复发方面具有明显优势。在临床中，往往有经西医常规治疗无效的本病患者，经四逆散合乌贝散加味治疗而收奇效。

十二、功能性消化不良

功能性消化不良（FD）是指具有上腹痛、上腹胀、早饱、嗳气、食欲不振、恶心、呕吐等不适症状，经检查排除引起这些症状的器质性疾病的一组临床综合征，症状可持续或反复发作。有的以一种症状为主，有的是一组症状，但胃镜、上消化道造影、B 超及各种化验却无明显异常，病情常经年累月，呈持续性或反复发作。病程一般规定为超过 1 个月或在 12 个月中累计超过 12 周。欧美国家统计显示，FD 人群发病率达 19%～41%，国内为 18%～45%，占消化门诊的 20%～40%，寻找有效廉价的治疗方法在消化内科临床非常必要。FD 的发病机制仍未完全阐明，发病的重要因素是胃肠运动障碍，但不能囊括全部发病机制，研究显示 30%～80% 的 FD 患者存在消化道运动障碍。所以西医在临床上使用胃肠动力药大部分 FD 病人有效，有人统计有效率也达到七成以上。

FD 属于中医学"胃痛"、"痞证"、"纳呆"、"嘈杂"、"胃缓"、"呕吐"、"呃逆"等证的范畴，以肝郁气滞，脾运失职，胃失通降为基本病机，是脾胃升降失调，脾胃虚弱，病位于胃，责之于脾，"实则阳明，虚则太阴"。在病的初期，FD 表现为实痞，日久脾胃受损，可发展为虚实夹杂。认为情志不畅，肝失疏泄为本病主要病机，与西医心理精神因素致病相吻合，中药治疗本病有其明显的特点和优势，疏肝理气法是 FD 的治本之法。

【临床应用】

郑氏等[12]用四逆散加味治疗功能性消化不良 66 例，取得了满意效果。治疗采用四逆散加味：柴胡 10g，炒白芍 15g，炙甘草 6g，枳实 10g，当归 10g，木香 10g，陈皮 10g，佛手 10g，姜半夏 10g，厚朴

10g，白术15g，竹茹6g。1剂/天，早晚温服。本方功能是疏肝理气，和胃止痛，降逆止呕。若临床以恶心、呕吐为主则加藿香10g，姜半夏15g；若腹泻、舌苔白腻者加苍术10g，草豆蔻10g；伤食嗳腐、苔白厚加莱菔子10g，鸡内金10g，炒麦芽10g，连翘10g；持续腹痛加延胡索15g，川楝子10g；胃脘部寒凉怕冷、四肢不温加良姜10g，干姜6g；若胃脘灼热疼痛、泛酸加乌贼骨10g，瓦楞子15g或加黄连、吴茱萸。1剂/天，水煎，早晚饭前温服。对照组用西沙必利5～10mg，3次/天，餐前15～30分钟服用。两组均治疗4周为1个疗程。观察期间停用其他药物，宜清淡饮食，忌肥甘厚腻、辛辣生冷食物。保持心情舒畅。治疗结果：治疗组40例，显效16例，有效23例，无效1例，总有效率98%；对照组26例，显效5例，有效15例，无效6例，总有效率77.3%。治疗组显效率和总有效率均优于对照组（$P < 0.05$）。

按： FD属于中医"胃病""痞满""嘈杂"等范畴，多由情志不遂、饮食伤胃、劳倦伤脾等所致，其病变在胃，涉及肝脾。本实验以四逆散加减组方，以疏肝健脾为立法，兼顾证型主次，临床上取得满意效果。方中柴胡、芍药为肝药；枳实、甘草为脾胃药，所以能疏肝理气，调和脾胃。柴胡疏肝解郁；白芍、当归养血柔肝；半夏、陈皮、枳壳、甘草理气和中降浊；厚朴、木香行气导滞，消胀除满；茯苓、白术健脾益气。根据现代药理学研究，方中中药有效成分柴胡皂苷、白芍碱可镇痛，白芍可松弛和抑制胃肠平滑肌运动，枳实可兴奋胃肠平滑肌，使胃肠运动收缩节律增强，紧张性增加。白芍和甘草配伍，为芍药甘草汤，药理实验表明有抗炎及缓解胃肠平滑肌痉挛的功能，白芍又有兴奋和抑制胃肠运动双向调节作用。因此，四逆散有消炎、调节胃肠运动双向作用。加用木香可刺激胃黏膜胃动素细胞产生胃动素，加速胃排空；白术具有加强胃黏膜屏障，明显增强胃排空及小肠推动作用；可见本方治疗FD除了有整体调节作用外，还具有明显的改善胃动力障碍的作用，通过抑肝扶脾使肝气条达通畅、脾胃运化健旺，为调和肝脾之经典名方。

王氏[13]以四逆散加味治疗300例，基本处方为：柴胡、白芍、枳实、法半夏各12～15g，甘草6g。临床随症加减：肝郁较甚、游走性腹痛者，选加郁金、川芎、佛手、延胡索、青黛；郁热甚、胃脘部疼痛为主，大便带黏液、大便不爽者，选加黄连、黄芩、蒲公英、栀子、夏枯草；腹胀、饱胀，餐后尤甚、嗳气较甚者，选加厚朴、大腹皮、砂仁、广木香，枳实改用枳壳；恶心、呃逆者，选加竹茹、柿蒂、丁香、沉香、苏梗；大便秘结不畅者，选加火麻仁、郁李仁、大腹皮、大黄；久病脾虚胃纳差，舌红无苔，选加党参、沙参、麦冬、茯苓、白术、木香、山楂、生姜。每天1剂，连服7～30天。结果：总有效率治疗组92.8%，对照组76.7%。两组比较有非常显著性差异（$P<0.01$），说明四逆散加味治疗功能性消化不良有较好疗效。

　　按：四逆散源于我国汉代医圣张仲景之《伤寒论》，是行气解郁、调和肝脾的经典方。近年来广泛用于治疗肝郁气滞引起的各种疾病，尤其适用于肝气郁结，横逆犯胃或脾虚不适，影响肝气疏泄的肝脾失调证。方由柴胡、枳实、芍药、甘草四味组成。柴胡味苦、辛，性微寒，归肝胆经，微香升散，能疏肝解郁，升阳举陷，条畅气机，透达郁阳；枳实味苦、辛，微酸，性微寒，归脾胃大肠经，可破气消积，行气散结；芍药味苦、酸，性微寒，归肝脾经，可养血敛阴，调和肝脾，柔肝止痛；甘草味甘，性平，归脾、胃、心肺经，气和性缓，可升可降，和中益气，缓急。

十三、肝脾曲结肠综合征

　　肝脾曲结肠综合征是某些疾病引起的胃肠道功能紊乱，表现为肝脾曲部结肠胀气扩大、腹部胀痛不适以及便秘等，这些征象如仅出现于右侧，称肝曲结肠综合征；出现于左侧，称脾曲结肠综合征；若两侧同时出现，则称为肝脾曲结肠综合征。肝脾曲结肠综合征，系肠道本身并无器质性病变而出现的肠功能失调的一种病证。现代医学认为属于自主神经功能紊乱，腹腔某些脏器的慢性炎症刺激致结肠肠管胀气，压迫和推移周围器官产生一系列症状。病人以两胁及上腹部疼痛、嗳气、腹胀，深呼吸受限，食欲不振为主要临床特点。本病属中医的"胁痛、胃脘痛"范畴。《金匮翼·胁痛统论·肝郁胁痛》说："肝郁痛者悲哀恼怒，郁伤肝气。"《沈氏尊生书·胃痛》云："胃痛邪干胃脘病也。……惟肝气相乘为尤甚，以木性暴，且正克也。"由此说明，本病病因当责之于肝气郁结，横逆犯胃，致使气机阻滞，胃失和降。

【临床应用】

刁氏等[14]以四逆散加味治疗28例，获效满意。药物组成：柴胡12g，枳实10g，白芍15g，甘草10g，川楝子15g，川军（后下）10g。加减：脾虚加党参15g；纳差加焦三仙各15g，陈皮12g；烧心吐酸加海螵蛸20g；胃中灼热加黄芩12g。日1剂。治疗效果：痊愈（症状全部消失，X线腹部透视结肠胀气消失，半年无复发）21例，好转（症状明显减轻，X线腹部透视结肠有少量胀气）7例。

【病案举例】

辛某，女，40岁，1990年2月15日就诊。患者因情志不畅致右胁及上腹部胀痛1个月，加重5天，伴恶心、嗳气频作，食欲差，夜间不能平卧，深呼吸受限，曾服中成药及西药症状无改变，当日经B超、肝功能检查排除肝胆胰器质性病变。X线腹部透视示：肝曲结肠胀气，肠腔扩大，右侧膈肌上升。X诊断为肝曲结肠综合征。查：形体略瘦，舌质淡红，苔薄白，脉弦微滑。脉症合参，此乃气郁伤肝，横逆克脾犯胃所致。治疗疏肝理气，通腑解郁。服四逆散加味4剂。2月19日复诊，服药1剂即肠鸣腹泻日2～3次，4剂药服完，胁痛腹胀止，夜间能平卧。遂经X线复查，腹部无异常发现。因仍觉纳差，故原方加党参15g、焦三仙各15g，继服4剂以善其后。半年后随访，病情未见复发。

按：张仲景为《伤寒论》少阴病四逆之证所设的四逆散由柴胡、枳实、芍药、甘草组成。方中柴胡疏肝解郁，现代药理研究证明有明显的镇静镇痛作用，还具有解除胃肠痉挛、缓和自主神经系统紧张作用；枳实下气破结，与柴胡合而升降调气；芍药养血柔肝，与甘草相伍缓急止痛，与柴胡合而疏肝理脾。《现代汉方医学大观》中说："芍药甘草汤对横纹肌、平滑肌的挛急，不管是中枢性还是末梢性，均有镇痛作用。"川楝子行气止痛，川军泻下荡涤肠胃，现代药理认为两药合用，增加肠蠕动。诸药相伍，共奏疏肝解郁、降气止痛之功。

十四、慢性萎缩性胃炎

慢性萎缩性胃炎（CAG）为常见胃部疾病，动脉硬化、胃血流量不足、烟酒茶的嗜好等都容易损害胃黏膜的屏障机能而引起慢性萎缩性胃炎。萎缩性胃炎时，胃黏膜萎缩而被肠的上皮细胞取代即肠化生；炎症继续演变，则细胞生长不典型，即间变；甚至细胞增生而致癌变。临床表现仅为上腹饱胀、嗳气、胃纳减退等消化不良症状，有时因胃内因子遭到破坏，维生素 B_{12} 吸收不良可致贫血。内镜检查及活检是确诊本病的惟一手段。萎缩性胃炎可用药物治疗，并应定期检查，以防癌变。近年来，已将 CAG 伴肠上皮化生的病例列为胃癌癌前病变，CAG 的癌变率在 2%～8% 左右。而胃癌发病率与病死率均列十大癌症第一位。

【临床应用】

张氏等[15]采用加味四逆散治疗 CAG 30 例，疗效满意。治疗组：予自拟加味四逆散。基本方：柴胡9g，枳实（壳）、白芍、白术、郁金、虎杖、丹参、黄芪、人参、香橼皮15g，陈皮12g，法夏10g，砂仁6g。便秘者用枳实，便溏者用枳壳，血瘀者加当归，疼痛者加延胡索，HP 阳性者加蒲公英。1 剂/日，水煎，分 2 次服。结果：本临床观察表明，加味四逆散是治疗慢性萎缩性胃炎的安全有效方药，且疗效优于西药。

按： 中医学认为，萎缩性胃炎的基本病机是本虚标实，脾胃虚弱为本，寒热错杂、气滞血瘀为标，治疗应补中健脾治其本，寒热并用、理气化瘀治其标。方中柴胡枢转气机、疏解郁结，配以枳实、陈皮、香橼皮理气止痛；白术健脾化湿；法夏、砂仁和胃降逆止呕；黄芪、人参、白芍补气养阴；郁金清心解郁；虎杖、丹参活血化瘀。诸药合用，共收柔肝理气、健脾和胃之效。

临床观察表明，治疗组临床症状明显好转，组织学病理检查及血清 EGF 水平进一步证实，加味四逆散可以明显减轻胃黏膜萎缩及活动性炎症等病理变化，逆转胃黏膜损伤。其作用机制可能与以下几个方面有关：①促进胃排空：改善胃动力既可抑制胆汁反流造成的胃黏膜的破坏，又可改善 CAG 的症状。如枳实可通过促进胃肠肌间神经从 P 物质的分泌从而激活 Ca^{2+} 通道、促使胃动素升高，使胃肠平滑肌收缩节律增强。白术对胃底肌条有较强的兴奋作用，大剂量用时可促进胃肠推进运动，并对胃肠排空及肠推进均有显著的促进作用。②免疫调节作用：如柴胡皂苷（SS）a、d、f 具有免疫调节作用，可以增加实验用小鼠的胸腺和脾脏重量，提高 T 细胞和 B 细胞的活性以及白细胞介素 – 2 的分泌水平，柴胡皂苷 a 和 d 还可以提高血浆中 IgA 和 IgG 的水平。党参能显著增强网状内皮系统的功能，与黄芪合用时作用更强。③改善胃黏膜微循环：胃黏膜血液循环对维持胃黏膜的生理功能及防御机制起着至关重要的作用。方中丹参具有改善胃黏膜微循环，提高常压和低压情况下机体的耐缺氧能力，加快微循环血液流通和增加毛细血管网等作用。虎杖能通过直接降低白细胞对血管内皮的黏附性而改善微循环，并通过双向调节平滑肌细胞的蛋白激酶 C（PKC）活性而改善微循环。④杀菌作用：感染因素是导致 CAG 发病的重要原因之一。枳实对幽门螺旋杆菌有显著的杀灭作用，且随着浓度的增加，杀菌作用增强。另外，对 HP 阳性的患者，加用蒲公英可有效治疗 HP 感染。蒲公英含有绿原酸、咖啡酸、生物碱、有机酸、甾醇物质等有效抗菌成分，推测其抗 HP 的作用机制可能与此有关。⑤防癌抗癌作用：方中柴胡、白术、法半夏、郁金等均有防止和阻碍慢性萎缩性胃炎癌变的作用。

十五、酒精性肝病

酒精性肝病（ALD）是指长期大量饮酒所致的慢性肝脏疾病，包括酒精性脂肪肝、酒精性肝炎、酒精性肝纤维化以及酒精性肝硬化，严重酗酒时可诱发广泛肝细胞坏死甚或肝功能衰竭。根据流行病学调查，我国一般人群饮酒率为 59.5%，酒精性肝病发病率约占饮酒者的 20%。而且随着人民生活水平的日益提高，饮酒人数的逐年增加，酒精性肝病有迅速增长的趋势，已成为危害国民健康的又一严重疾病。因此，防治酒精性肝病已成为医学研究的重要课题。现代医学对于 ALD 的治疗包括戒酒、支持治疗、对抗与阻止乙醇代谢治疗以及并发症和酒精依赖的治疗、肝移植等。除了戒酒和肝移植能明显改善症状和提高生存率外，其余的疗法都存在着疗效低或不确定、不良反应大的缺点，有些药物还处于试验研究阶段，其确切疗效有待探讨。而中医药的研究已引起医学界的广泛关注。

中医学虽无酒精性肝病的病名记载，后世医家根据其临床特点及发病过程，将其归纳在"伤酒"、"酒精中毒"、"胁痛"、"积聚"、"酒癖"、"酒疸"、"酒臌"等病证之中。其病机可归纳为：脾胃气虚、痰湿内阻、水湿内停、气血不和、气滞血瘀等，其中酒伤肝脾、聚湿生痰为发病之关键；而素体禀赋不足、脾胃虚弱为发病之本。

【临床应用】

芦氏[16]采用解醒四逆散治疗酒精性肝病 42 例，取得了较好疗效。治疗方法：患者服用解醒四逆散（白芍 15g，柴胡 10g，枳实 6g，丹参 15g，姜黄 6g，郁金 10g，茯苓 15g，白术 10g，白蔻仁 6g，神曲 10g，甘草 6g），每日 1 剂，水煎分早晚 2 次服。2 个月后复查，了解临床症状改善情况，并行 B 超检查，以观察疗效。治疗期间戒酒并停用其他药物。结果患者经治疗后腹胀、纳差、乏力、肝区痛等症状明显改善，个别患者症状已基本消失。其中显效 32 例，有效 8 例，无效 2 例，总有效率为 95%。解醒四逆散可显著降低各项肝功能指标，与治疗前比较差异有统计学意义（$P < 0.05$）。

按：解醒四逆散是在中医经典方四逆散的基础上化裁而成。方中柴胡调达肝气，疏肝解郁，白芍养血柔肝，两药合用疏柔相济，体用兼顾；枳实破气消积，化痰散痞，与柴胡相伍，柴胡透达少阳之邪以升清，枳实攻破阳明之邪以降浊，一升一降，共同调节中焦脾胃之功能；白术、茯苓健脾补中，既益脾胃之损，又除内生痰湿；丹参、姜黄、郁金活血行气，化瘀消积；白豆蔻醒脾胃而散胸中滞气；神曲解酒化食；甘草味甘入脾，和中缓急，"肝苦急，急食甘以缓之"。诸药合用疏肝健脾，化瘀消积以标本兼治。

据现代药理研究表明：方中诸多药物可使肝细胞变性、坏死得到改善，具有抑制肝纤维增生并促进其降解的作用；柴胡可降低肝脏中甘油三酯含量，具有抑制纤维增生和促进纤维吸收的作用；白芍可明显降低谷丙转氨酶，使肝细胞变性坏死得到改善和恢复，并促进肝细胞的再生；白术、茯苓对肝损伤有明显的保护作用；甘草的有效成分甘草次酸能拮抗细胞脂质过氧化、保护肝细胞；姜黄的提取物姜黄素可抑制脂肪酸的合成，对脂质过氧化有明显的抑制作用。姜黄素还可抑制库普弗细胞核因子（NF）–κB表达，减少诱导型一氧化氮合酶（iNOS）生成，抑制环氧合酶，从而减轻肝脏的损伤。丹参可纠正肝功能异常，通过抑制胶原酶活性，对胶原纤维有一定的降解作用；丹参还能降低机体内氧自由基的产生，增强抗氧化防御能力，提高细胞膜的稳定性，减轻酒精所致的肝细胞变性和坏死以及抑制甘油三酯含量的增高，有明显的防护酒精性肝损伤的作用。由此可见，解醒四逆散对酒精性肝病的治疗作用，既与某些药物有效成分的发挥有关，也是诸药协同作用的结果。

参考文献

［1］罗腾月. 四逆散加味治疗慢性胆囊炎38例. 河南中医，2007，27（10）：12

［2］黄耀先. 加味四逆散治疗肠易激综合征疗效观察. 山东中医学院学报，2007，8（4）：18

［3］王英烈，冯子鑫. 加味四逆散治疗肝气犯胃型胃脘痛45例. 实用中医内科杂志，2006，20（2）：177

［4］彭汉光，等. 加味四逆散治疗肝损伤63例临床观察. 湖北中医杂志，1999，21（10）：450

［5］朱伟珍. 丹栀四逆散加减治疗十二指肠球部溃疡50例效果观察. 右江医学，1996，24（2）：80

［6］钱弘泉. 加味四逆散治疗慢性功能性便秘94例. 浙江中西医结合杂志，2007，17（8）：494

［7］户稼庆. 四逆散加味治疗胆汁反流性胃炎65例. 国医论坛，2007，22（5）：6

［8］李明奎. 加味四逆散治疗脂肪肝32例. 陕西中医学院学报，2006，29（5）：29

［9］卢先彬. 四逆散加味治疗顽固性呃逆28例. 中华现代中医学杂志，2005，1（2）：152

［10］陈永强. 四逆散加味治疗慢性胃炎临床观察. 现代中西医结合杂志，2007，16（25）3696

［11］燕东，刘绍能. 四逆散合乌贝散加味治疗反流性食管炎76例观察. 北京中医，2007，26（7）：389

[12] 郑秀英，赵金风，温玉平. 四逆散加味治疗功能性消化不良疗效观察. 时珍国医国药，2007，18（8）：1928

[13] 王晓梅，王春丁. 四逆散加味治疗功能性消化不良180例. 现代消化介入诊疗，2007，12（4）：251

[14] 刁喜凤，迟竹云. 四逆散加味治疗肝脾曲结肠综合征28例. 河南中医药学刊，1999，14（4）：42

[15] 张寰，童昌珍，祁勇. 加味四逆散治疗慢性萎缩性胃炎的临床观察. 湖北中医学院学报，2007，9（4）：45

[16] 芦志雁，李丽. 解醒四逆散治疗酒精性肝病的疗效观察. 中国药物与临床，2008，8（2）：155

第二节　神经精神系统疾病

一、躯体形式障碍

躯体形式障碍是一种以持久的担心或相信各种躯体症状的优势观念为特征的神经症。病人因这些症状反复就医，各种医学检查阴性和医生的解释均不能打消其疑虑。即使有时患者确实存在某种躯体障碍，但不能解释症状的性质、程度或病人的痛苦。这些躯体症状被认为是心理冲突和个性倾向所致，但对病人来说，即使症状与应激性生活事件或心理冲突密切相关，他们也拒绝探讨心理病因的可能。患者常伴有焦虑或抑郁情绪。躯体形式障碍患者中以头痛为主要症状者，呈头顶或两颞侧胀痛并有紧压感，甚或剧烈疼痛，舌质多红或淡红，苔黄，脉弦。以胃肠症状为主者，表现为上腹疼痛，食后尤甚，伴纳差、腹胀气窜，或出现腹中气向上冲击胸咽头部，严重者不能进食，恶心欲吐，甚则饮水亦吐，常需静脉输液补充热量，舌质红，舌体瘦，苔薄白或剥苔，舌边易有齿痕，脉弦细。以心脏症状为主者，呈发作性剧烈心悸，伴气促汗出及恐惧感，"发作欲死，复还止"，扩冠药无效，舌红，舌体略胖，苔白腻而厚，脉弦或弦滑。因此病属邪少虚多，所以临床以经方予以治疗，强调平调阴阳，各随证治之，故获佳效。

【临床应用】

刘氏[1]运用经方治疗躯体形式障碍患者 15 例，取方用四逆散与苓桂甘枣汤及百合地黄汤合方：柴胡 10g，枳实 6g，白芍 10g，炙甘草 6g，百合 50g，知母 6g，生地 15g，生牡蛎 20g，茯苓 30g，桂枝 12g，大枣 10 枚；头痛者加葛根 30g、代赭石 10g；腹痛腹胀者加炒白术 10g，川楝子 6g；心悸者加瓜蒌 15g，珍珠母 30g；每日 1 剂，水煎，取汁 200ml，早晚分服，4 周为 1 个疗程，连续治疗 3 个疗程；病情缓解后改为每 3 日 1 剂，续服 8 周以巩固疗效。结果：3 个疗程结束后，13 例患者症状基本消失，能正常生活或工作；其余 2 例患者病情明显减轻，但仍有失眠、纳差，继续服药 4 周后症状消失。

【病案举例】

患者，女，32 岁。2 年前因待岗在家，渐现失眠、纳差，并感胃脘部胀痛，伴有泛酸、嗳气，食后尤甚，常"意欲食复不能食"，乏力，体重下降约 30kg。曾多次住院检查治疗，未发现明显异常，而症状渐重，腹中胀痛，时感腹中有股气上攻，进食则呕，彻夜不眠，月经量少。经专科医院诊断为：躯体形式障碍。给予氟西汀、罗拉等药物治疗 3 个月，未见明显好转，自行停药，而求中医治疗。症见形体削瘦，面色萎黄，舌红瘦，苔薄黄，舌边有齿痕，脉弦细。证属肝脾不调，阴虚痰热，元神失养。治宜调和肝脾，养阴化痰，宁心安神。方用基本方加白术 10g，川楝子 6g。服药 1 个疗程后，纳差腹胀痛均好转，夜间可间断入睡，仍有早醒。遂于前方加夜交藤 30g，磁石 10g。继服 2 个疗程后，患者症状消失，睡眠、食欲及精神转佳，体重增加近 10kg，随访 1 年，病情未复发。

按：躯体形式障碍属中医"百合病"、"奔豚"、"梅核气"、"不寐"、"惊证"、"恐证"等范畴，患者就诊时均予心理关怀及疏导。其病位在心、肺、脑，兼及肝、脾、肾，临床证型反映了以气郁、痰饮、阴虚为主的多种综合的病理机制所致脑神经功能失调。四逆散治在少阴，可疏解少阴之阳郁，故而使阴阳相接，枢机透达。百合地黄汤具养阴清热安神功效，临床报道百合地黄汤可有效治疗抑郁症及神经症。

二、郁病

郁病是由于情志不舒、气机郁滞所致，以心情抑郁、情绪不宁、胸部满闷、胁肋胀痛，或易怒易哭，或咽中如有异物梗塞等症为主要临床表现的一类病证。随着生活节奏的加快和生活、工作压力的增加。近年来，郁病呈上升趋势，尤其是年轻女性的发病率增多，郁病一般病程较长，是由于情志不舒、气机郁滞等精神因素所引起。忧思恼怒，最伤肝脾，木性条达，不畅则抑。郁病初起病变以气滞为主，多属实证，病久则影响脏腑，耗伤气血而形成心、脾、肝、肾亏虚。正如《古今医统大全·郁证门》说："郁为七情不舒，遂成郁结，既郁之久，变病多端。"郁病主要见于西医学的神经衰弱、癔病及焦虑症等。治疗郁病以理气开郁、调畅气机、怡情易性为基本原则。《证治汇补·郁证》曰："郁病虽多，皆因气不周流，法当顺气为先，开提为次，至于降火、化痰、消积，犹当分多少治之。"

【临床应用】

孟氏[2]应用四逆散加味治疗郁病 70 例，药用：炙甘草、枳实各 12g，柴胡 9g，白芍 12g，每日 1 剂，水煎分 2 次温服。服药 1 个月为 1 个疗程。对肝气郁结，胁肋胀满疼痛较甚者加郁金 12g，青皮、佛手各 9g；痰气郁结，脘闷不舒者加旋覆花 9g，苏梗 15g；热势较甚，口苦，便秘，气郁化火者加龙胆草 12g，大黄 6g；咽中如有物塞，吞之不下，咯之不出者加半夏 9g，厚朴 12g，紫苏 15g，茯苓 20g；精神恍惚，心神不宁，心神惑乱者加酸枣仁 30g，茯神 20g，生地 12g；多思善疑，头晕神疲，心悸胆怯，心脾两虚者加党参、白术各 12g，黄芪、龙眼肉各 30g。对照组：用暗示疗法，即：10% GS500ml 加维生素 C 针 4g，静脉点滴 10 天后改服维生素 B_1 片 20mg 口服，1 日 3 次及谷维素片 10mg 口服 1 日 3 次，治疗 1 个月为 1 个疗程。治疗结果：痊愈：症状消失，随访 1 年无复发，治疗组 23 例、对照组 5 例；显效：症状消失，1 年内偶有复发者，两组分别为 15 例、3 例；有效：主要症状有明显改善，两组分别为 14 例、4 例；无效：症状无明显改善，两组分别为 4 例、2 例。总有效率两组分别为 93%、86%。

【病案举例】

杨某，女，22岁。于1999年10月7日。以"胁肋胀痛，胸部满闷时作5年，加重3天"为主诉入院。自诉5年前，因情志内伤等精神因素，经常出现胸部满闷、胁痛、痛无定处、嗳气、失眠、大便不调，未治疗。3天前，又因情绪波动而上述症状加重。查舌质淡、苔腻、脉弦、化验血、大便、小便常规及肝功能均正常。辨证分析：因情志内伤，愤懑郁怒，使肝失条理、气机不畅致肝气郁结而成郁病，治以疏肝解郁。四逆散加减，药用：柴胡9g，白芍12g，枳实9g，甘草6g，郁金15g，佛手12g，半夏6g，每日1剂，水煎温服，早晚各1次，用药同时配合心理疗法，10天后胁肋胀痛减轻，饮食增加，在上方基础上加川朴9g，丹参、当归、白术各12g，以行气养心安神。连服16剂，痊愈出院。带药3剂，巩固疗效。随访2年无复发。

按：四逆散正是东汉医学家张仲景所著《伤寒论》中治疗气郁病的古方而延用至今，方中柴胡苦、平，入肝、胆经，具有疏肝解郁，枢转气机之功；枳实苦、微寒，入脾、胃经，配伍枳实，能泻脾气之滞，还能行气散结，柴胡与枳实同用，可加强疏肝理气，升清降浊之功；白芍苦、酸、微寒，入肝经，能和营而调肝脾；白芍与甘草配伍，并能缓急止痛；甘草为使，调和诸药。诸药合用，共奏疏肝理脾，透解郁热，和中缓急之效。使枢机运转，表里缓和，清升浊降，气机调畅，从而郁病缓解。

三、失眠

失眠指经常不能获得正常睡眠为特征的一类病症。主要表现为睡眠时间、深度的不足以及不能消除疲劳、恢复体力和精力，轻者入睡困难，或寐而不酣，时寐时醒，或醒后不能再寐，重则彻夜不寐，常伴有神疲乏力、头晕头痛、记忆力减退、心悸健忘等症，严重威胁身心健康；其相当于西医之神经衰弱症、神经官能症、更年期综合征等。失眠有虚实之分，大多由情志所伤、肝郁脾虚、心神失养或不安所致，与肝密切相关。如许叔微《普济本事方》说："平人肝不受邪，故卧则魂归于肝，神静而得寐。今肝有邪，魂不得归，是以卧则魂扬若离体也。"说明肝郁气机不畅，魂不归肝而致失眠。肝主疏泄，调节着全身气机的升降，肝失疏泄，则气机不畅，表现为郁郁寡欢，情志压抑等，导致阴阳升降失常，阳不入阴成为失眠。

【临床应用】

李氏[3]运用四逆散化裁治疗43例失眠患者，获得满意疗效。全部病例均用四逆散化裁。基本方：柴胡10g，枳实10g，白芍15g，炙甘草6g，茯神15g，夜交藤30g，琥珀3g（研末冲服）。随症加减：心火盛加黄连、栀子；肝郁加香附、合欢皮；痰热加半夏、陈皮、胆南星；心脾两虚合归脾汤加减；阴虚加麦冬、阿胶、五味子；心烦易惊加龙骨、牡蛎。每天1剂，水煎午、晚睡前内服。以10天为1个疗程。有效者视情况再服1~2个疗程，无效者停药。治疗期间均停用其他镇静药。随访半年。治疗结果：43例中痊愈22例，占51.17%；显效13例，占30.23%；有效6例，占13.95%；无效2例，占4.65%。总有效率95.35%。

王氏[4]运用加味四逆散治疗顽固性失眠症102例，取得满意疗效。治疗组：以加味四逆汤治疗，药用柴胡10g、枳实10g、白芍15g、党参20g、丹参15g、五味子10g、生地12g、柏子仁20g、酸枣仁20g、竹茹6g、甘草6g。气虚者加黄芪20g、人参10g；血虚加熟地12g、阿胶10g（烊化）；阴虚加沙参10g、麦冬10g；痰热加黄芩10g、胆南星10g。每日1剂，水煎取汁200~300ml，分早晚2次温服，20天为1个疗程。结果治疗组总有效率为94.11%，对照组总有效率为72.55%。两组疗效比较差异有显著性，治疗组优于对照组。

按：失眠属于中医学"不寐"范畴，其病在心。中医学认为，心主神明、主血脉。神明是人的精神意识、思维活动，而这些活动是大脑的生理功能。《素问·举通论》中说"百病生于气也"，也就是说失眠的病因多由情志所伤、阴血耗损、气乱神明引起。在临床上多表现为肝郁脾虚型失眠。加味四逆散疏肝解郁，调和肝脾，宁心安神。方中柴胡疏肝解郁；党参、白芍、五味子、生地补益气血，养阴柔肝，与柴胡合用，敛阴合阳，调达肝气；佐以枳实、竹茹理气除痰，开郁宁神，与柴胡为伍，一升一降，一肝一脾，加强舒畅气机之功；柴胡、枳实、党参、白芍相配，刚柔相济，行而不伐，既护肝体，又助肝用；丹参活血化瘀，养血安神；酸枣仁、柏子仁养阴血，安心神；甘草调和诸药，益脾和中。上药合用共显疏肝解郁、理气健脾、养阴宁神之功。实验研究证明，四逆散、党参具有明显的催眠作用；五味子具有镇静、催眠、抗惊厥作用；酸枣仁有显著的催眠及抗惊厥作用，且不干扰学习记忆功能，还具降脂，增强免疫功能，抗心肌缺血，抗衰老等功能；柏子仁有助于入睡，并使深睡眠时间明显延长，对体内恢复作用很显著。

【病案举例】

患者，女，18 岁，学生，2003 年 2 月初诊。诉 3 个月来因学习紧张，压力较大，夜间经常难以入睡，有时醒后很难再寐，多梦，伴心慌，四肢乏力，白天困倦，头两侧时觉胀痛，常叹息，面色少华，纳差，舌质淡，苔稍黄，脉弦无力。辨证为肝郁脾虚，肝脾不调，予四逆散加味：柴胡 10g，枳实 10g，白芍 15g，炙甘草 6g，白术 12g，茯神 20g，夜交藤 30g，琥珀 3g（研末冲服），郁金 10g，五味子 6g，龙骨 20g，牡蛎 20g。2 剂后睡眠明显改善，8 剂后睡眠基本恢复正常，继服至 15 剂以巩固疗效，半年后随访未见复发。

按：四逆散原治少阴病阳郁厥逆之四逆证，医者以此方化裁，从肝论治治疗失眠，每获良效。方中柴胡疏肝解郁、升发阳气为君；白芍敛阴养血柔肝为臣，二药合用则条达肝气，敛阴和阳；枳实解郁理气，泄热破结，与柴胡一升一降，疏畅气机，恢复阴阳之升降；炙甘草益脾和中；茯神健脾养心安神；夜交藤养心安神；琥珀镇惊安神。诸药合用，共奏疏肝、健脾、安神之功，故而取得满意疗效。

四、偏头痛

偏头痛又称血管神经性头痛，是以头痛剧烈，或左或右，反复发作为特征的一种常见病、多发病。偏头痛属于中医"头风病"范畴。盖头为"诸阳之会"、"清阳之府"，又为髓海所在。凡五脏精华，六腑阳气，皆上注于头。肝气郁结，气滞痰郁，阻碍气血运行，络脉瘀阻清空则头痛。头痛日久不愈，致久病入络，络道不通，清窍闭塞，则头痛反复发作。

【临床应用】

宋氏[5]运用四逆散加味治疗偏头痛 35 例，疗效显著。治疗方法：

治疗组以四逆散加味，其组成为：柴胡25g、枳实10g、白芍30g、甘草9g、蝉衣10g、白芥子15g、僵蚕12g、茯苓30g、川芎10g、蜈蚣2条。头晕目赤者加天麻10g、石决明15g；气虚者加党参15g、黄芪20g；呕吐者加法半夏、代赭石各10g；寐差者加珍珠母20g、酸枣仁15g。日1剂，水煎服，早晚分服，头痛发作时连服10剂。对照组每次服用氟桂嗪胶囊10mg，每天1次，共10天。两组治疗期间停用其他药物和疗法，戒除烟酒。结果：治疗组35例中基本恢复12例（34.3%），显效13例（37.1%），有效8例（22.9%），无效2例（5.7%），总有效率94.3%；对照组33例中基本恢复5例（15.2%），显效5例（15.2%），有效10例（30.3%），无效13例（39.4%），总有效率60.6%。两组比较有显著性差异（$P<0.05$）。

按：方中柴胡辛散入肝胆经，疏肝解郁，升举清阳；白芍养血敛阴平肝，与柴胡相配，平肝解郁，抑木扶土。白芍体阴而用阳，取长补短，与甘草相配，柔肝缓急止痛；枳实行气消痰，散结消痞，与柴胡相配，一升清阳，一降浊气。可见四逆散有养血疏肝，升清降浊，化痰止痛的作用，配以蝉衣祛风解痉止痛；白芥子利气散结，通络止痛，并能祛经络之痰；茯苓健脾化痰；川芎为血分气药，活血行气，祛风止痛，其治头痛的作用已被现代药理所证实；僵蚕、蜈蚣熄风止痉，通络止痛。全方疏肝养血，祛风化痰，活血通络，升清降浊，使风去痰消，络通头痛自止。

五、末梢神经炎

末梢神经炎系由多种原因引起的多发性末梢神经损害的总称，表现为肢体远端对称性感觉、运动和自主神经功能障碍，故亦称多发性神经炎或多发性周围神经炎。末梢神经炎属中医"麻木"范畴。肝主疏泄、主筋，脾主运化、主四肢，肝气郁结，脾虚失运，清阳不升，则肢体麻木不仁。

【临床应用】

杨氏等[6]近年来运用四逆散加味治疗末梢神经炎25例，取得良好疗效。以疏肝理脾、活血疏筋法治疗，用四逆散加味：柴胡、炒枳实各12g，白芍20g，炙甘草6g，川芎、丹参各15g，葛根30g。日1

剂，水煎2次，分早、晚温服。血虚者加熟地15g，当归12g；痰湿者加清半夏9g，云苓15g；气虚者加党参12g。1个月为1个疗程，必要时可重复1~3个疗程。治疗结果：治愈（症状、体征消失）20例，好转（症状、体征减轻）4例，无效（治疗前后无变化）1例，总有效率96%。

【病案举例】

王某，男，45岁，1998年10月6日初诊。8个月前感双下肢膝关节以下麻木、发凉，如戴袜套。平素时有头晕、胸闷、急躁易怒、纳差乏力，舌质暗红，苔薄白，脉弦。嗜酒20年。查体：双下肢远端痛、温觉减弱，肌力尚正常，双下肢腱反射减弱，腰椎CT未见异常。西医诊断：末梢神经炎（酒精中毒性）。中医诊断：麻木，证属肝郁脾滞，血行不畅。治以疏肝理脾，活血疏筋。处方：柴胡、炒枳实、当归、党参各12g，丹参、川芎各15g，炙甘草6g，白芍20g，葛根30g。日1剂，水煎2次，分早、晚温服。上方服12剂后，麻木症状减轻，继服18剂后症状消失，随访半年未复发。

按：《伤寒论》之四逆散具有疏肝理脾、透邪解郁之功，方中柴胡疏肝解郁，调畅气机；枳实下气破结与柴胡合而升降调气；炙甘草、党参益气以健脾；芍药益阴养血疏筋；川芎、当归、丹参活血通络。诸药合用，疏肝理脾，活血疏筋，故收到良好效果。

参考文献

[1] 刘永. 经方治疗躯体形式障碍15例. 北京中医, 2006. 1, 25 (1)：34

[2] 孟磊. 四逆散加味治疗郁病临床观察. 辽宁中医学院学报.2003, 5 (3)：246

[3] 李耀林. 四逆散加减治疗失眠43例. 广西中医学院学报, 2005, 8 (2)：47

[4] 王冬柏，王健. 加味四逆散治疗顽固性失眠51例. 蛇志, 2008, 20 (1)：31

[5] 宋培瑚. 四逆散加味治疗偏头痛疗效观察. 内蒙古中医药, 2002, (3)：4

[6] 杨永勤，李凤. 四逆散加味治疗末梢神经炎25例. 实用中医药杂志, 2002, 18 (11)：28

第三节　心血管疾病

一、难治性早搏

过早搏动亦称期前收缩期外收缩,简称早搏,是一种提早的异位心搏。按起源部位可分为窦性、房性、房室交接处性和室性四种。其中以室性最多见,其次为房性,窦性过早搏动罕见。过早搏动是常见的异位心律,可发生在窦性或异位性(如心房颤动)心律的基础上。可偶发或频发,可以不规则或规则地在每一个或每数个正常搏动后发生,形成二联律或联律性过早搏动。早搏属中医"心悸"范畴,多因病程日久,迁延失治,气血阴阳俱虚所致。治疗往往以益气养血,温阳复脉为法,常用炙甘草汤,但验之临床往往收效缓慢。临床有不同程度的胸闷、心慌等症,经心电图证实有早搏,早搏次数在 5 次/分以上,以抗心律失常药治疗 1 个月后无明显疗效者,均属观察对象。

【临床应用】

王氏等[1]应用四逆散加味治疗本病,药用:柴胡 10g,赤、白芍各 12g,枳壳 6g,炙甘草 10g,人参 10g(另煎),阿胶 12g(烊化),麦冬 10g,桂枝 10g,延胡索 10g。每日 1 剂,水煎服。15 天为 1 个疗程。服药期间原则上不用西药,若有明显心衰,可酌加强心利尿剂。治疗结果:经 1 个疗程临床治愈 12 例,好转 6 例;2 个疗程临床治愈 6 例,好转 2 例;3 个疗程临床治愈 4 例;无效 2 例,总有效率为 93.75%。所有病例随访半年,仅 2 例肺心病患者复发 1 次,其余患者均无复发严重早搏。

按:从五行学说来看,心属火,肝属木,木能生火。《难经·六十九难》指出"虚则补其母,实则泻其子。"故医者以四逆散疏肝理气、养血柔肝为主,加用人参、阿胶、麦冬、桂枝益气滋阴,温经通络,达到补母与实子并举之效。现代药理学研究已证实,四逆散中柴胡、炙甘草、枳壳、芍药均有抗心律失常作用。

二、心脏神经官能症

心脏神经官能症是由于高级神经功能紊乱，引起心脏、血管、呼吸和神经系统失调所致的综合征，是神经官能症的一种特殊类型，临床以心血管系统功能失常为主要表现，可兼有神经官能症的其他症状。本症青壮年女性多见，出现心血管系统的症状多种多样，时轻时重，但多不严重，一般无器质性心脏病证据，但可与器质性心脏病同时存在或在后者的基础上发生。病史应详细询问有无焦虑、情绪激动、精神创伤或过度劳累等诱因，是否曾被诊断为"心脏病"，心慌、气短或心前区不适等感觉与活动、劳累和心情的相关关系，睡眠状况如何。既往的心脏检查结果、用药史及疗效有助于诊断，临床以胸闷气短、心悸或心前区疼痛、失眠、头晕等症状为主要表现。

本症多属于中医"郁证"、"胸痹"的范畴。常见胸闷、胸痛、心悸、善太息、失眠、体倦乏力等，诸症随情志变化而波动。发病多以情志刺激为诱因。肝郁气滞是其基本病机。五志过极，伤及肝木，肝气通心，肝气滞则心气乏，帅血无力，则心血瘀阻。肝郁日久化火，传于心则成心肝火旺。肝气郁滞，横逆脾胃，影响中焦气机升降。四逆散是调畅气机之名方，由其化裁的基本方由柴胡、白芍、枳实、郁金组成。柴胡疏肝解郁，枳实行气消积，泄热降浊，对于气滞、火旺、痰浊、瘀血等均有祛除作用，二药相配，一升一降，调畅一身之气；白芍敛阴柔肝，既可防柴胡升散太过，又可泄肝木，补肝体与疏肝气作用并举；郁金辛窜芳香，功擅行气化瘀，开心窍，可助柴胡、枳实调气。药仅四味，但有疏肝解郁、升降气机、行气活血之效，兼具宁心安神之功，与心脏神经官能症病机颇吻合。临证应用，尚需灵活化裁。本病是因忧虑过度，枢机开阖失常，以致气血怫逆，郁滞胸中所致。《医学入门·厥》云："气逆而不下行，则血积于心胸，《内经》谓之薄厥，言阴阳相薄气血奔并而成。"故可应用四逆散，开阖枢机，疏利气血，宁心安神。《历代名医良方注释》："盖心腹胃肠气结，三焦往来通路，郁滞不通……各脏器交通隔断，循环系渗透力减少……而惟予疏达气机……俾脏器各各贯通。盖气通则阳回，阳回则厥愈。"

【临床应用】

杨氏等[2]报告山东名中医卢尚岭教授擅用四逆散加减治疗本病40例，疗效满意。基本方：柴胡20～24g，白芍24～30g，枳实20～30g，郁金12～20g。加减：若胸闷，或胸胁及背部以胀痛为主，兼心情抑郁，嗳气者，为肝气郁结证，加香附、佛手、檀香、苏梗等，重用枳实；若胸痛部位固定，呈针刺样，频频发作，兼胀痛者，为气滞血瘀证，加三棱、莪术、延胡索等，或合桃红四物汤；若胸闷不舒，泛泛欲呕，尤以阴雨天为甚，头重如裹，苔白腻者，为气滞痰阻证，合二陈汤；若胸胁胀满，胸部灼热，心烦易怒，心悸，口干而苦，大便干者，为肝郁化火证，加黄连、栀子、蒲公英、白蒺藜、生地等；若患者处更年期，多为肝郁肾亏证，基本方合二仙汤；若心神不安，失眠明显者，可加生龙骨、生牡蛎、酸枣仁、琥珀粉等；若血压偏低，脉弱，此为壮火食气所致之气虚，加人参。煎服法：每日1剂，水煎服，分2次服。每7天为1个疗程。经3个疗程服药治疗后，40例中32例治愈（症状消失，恢复正常工作，随访3个月未复发），占80%；6例有效（症状消失，但恢复工作后，仍间断发作），占15%；2例无效（服药2个疗程，症状无改善者），占5%。

【病案举例】

高某，女，36岁。胸闷、气短2年。2年前因情志不遂发病，曾进行全面检查，未见异常，多方治疗疗效不显。诊见：胸闷，心悸，背部胀痛，心烦易怒，失眠，口苦，头痛，上腹痞满，大便干。舌红、苔薄黄，脉弦。证属肝郁化火，治宜疏肝泻火，处方：柴胡、郁金、黄连各20g，白芍、枳实各24g，蒲公英、白蒺藜、炒枣仁各30g，薄荷9g。4剂，水煎服。二诊：胸闷、背部胀痛减轻，头痛消失，仍脘腹痞满，大便干。上方去白蒺藜，改白芍、枳实各30g。6剂，水煎服。三诊：症状大部分消失，仅感脘腹稍痞满，上方继服4剂，诸症消失。随访3个月，病未复发。[2]

陈某，男，23岁。因胸闷气短、心悸心慌数月前来就诊。自诉近半年经常上晚班，且工作环境噪音嘈杂，致心烦失眠，头昏脑胀，精神不能集中，并出现胸闷，有透不过气来之感，且伴心悸心慌，烦躁和紧张时加剧。曾先后在多家医院求治，经用地西泮、谷维素、安神补脑液等治疗，失眠等症状有所改善，但胸闷、心悸依旧。伴口苦咽干，舌红、苔薄黄，脉弦细。查血压 14.34/9.33kPa，心率 88～94次/分，律不齐，但未闻及明显杂音，肺（－），甲状腺不肿大。心电图示窦性心律不齐，X 线胸片未见明显异常。诊断：心脏神经官能症。证属枢机升降失常，气血郁滞胸膈。治宜斡旋气机，疏利气血，宁心安神。方选四逆散合天王补心丹加减：柴胡 15g，枳壳 20g，白芍 20g，甘草 6g，川芎 12g，丹参 15g，远志 12g，酸枣仁 20g，茯神 15g。服 5 剂后，已能正常入眠，精神及心情转佳，胸闷气短亦消失，偶觉心悸。嘱其调摄情志，守方 5 剂以善后。[3]

三、低血压

所谓低血压，是指动脉血压的收缩压低于 12kPa（90mmHg），舒张压低于 8kPa（60mmHg）。成人正常血压低于 12/8kPa，老年人低于 13.33/9.33kPa（100/70mmHg），也称为低血压。低血压可分为急性和慢性两种。平时我们讨论的低血压多为慢性低血压，即血压长期偏低，并伴有头晕、头昏、乏力、易疲劳等症状。据统计，低血压发病率为 4% 左右，老年人群中可达 10%。

低血压属中医"眩晕"、"晕厥"等范畴，多由于气机升降失调，阴阳不相顺接，清阳不升，心脑失养所致。常见头晕目眩，甚则晕厥，面色苍白或萎黄，四肢欠温，神疲乏力，脉沉细而弱等症。

【临床应用】

汤益明认为四逆散主治的少阳厥证与现代某些类型的低血压晕厥的病机相吻合。由于气机不畅，阳气内郁不能外达，四末不温则肢厥；清阳不升，心脑失养则晕厥。李中梓云："此证虽云四逆，必不甚冷，或指头微温，或脉不沉微，乃阴中涵阳之证，惟气不宣通，是以逆冷。"故以四逆散宣展气机，疏利气血，可通阳复厥。现代药理研究证实，四逆散对兔、狗内毒素性、心源性、失血性休克及麻醉意外所致的低血压状态等，均有抗休克作用，能使兔、狗的血压明显升高。其作用原理是通过兴奋肾上腺 α、β 受体，加强心脏功能而达到升压效果。[3]

【病案举例】

傅某，女，45 岁。经常头晕乏力，失眠，伴四肢欠温，经当地医院诊断为"贫血"，经用多种治疗贫血的药物后，症状改善不明显。近期眩晕加剧，四肢不温，恶心泛恶，神疲乏力，肋胁胀痛，心烦失眠，纳差，二便自调，天癸刚绝，舌淡红、苔薄润，脉细弱无力。查血压 10.67/8kPa，与体位改变无关，心率 86 次/分、律齐，肺部呼吸音清晰。实验室检查，血红蛋白、红细胞数基本正常；心电图窦性心律；CT 示颅部无异常。诊断：低血压。证属气机郁滞，阴阳失调，兼肝肾亏虚。治宜宣展气机，通阳复厥，兼调养肝肾。方选四逆散合六味地黄丸加减：柴胡 12g，枳壳 15g，甘草 6g，白芍 20g，生地 20g，山茱萸 20g，山药 20g，牛膝 15g，枸杞子 15g。7 剂后复诊，自诉眩晕明显减轻，无恶心感，四肢始温，胸胁不适缓解，精神转佳。复测血压 12/8kPa，守上方继进 10 剂。三诊血压稳定正常，自觉症状基本消失，已能骑车上、下班。守上方加山楂 15g，再进 10 剂，以巩固疗效。[3]

四、心律失常

正常心律起源于窦房结，频率 60～100 次/分钟（成人），比较规则。窦房结冲动经正常房室传导系统顺序激动心房和心室，传导时间恒定（成人 0.12～1.21 秒）；冲动经束支及其分支以及浦肯野纤维到达心室肌的传导时间也恒定（<0.10 秒）。心律失常是指心律起源部位、心搏频率与节律以及冲动传导等任一项异常。"心律紊乱"或"心律不齐"等词的含义偏重于表示节律的失常，心律失常既包括节律又包括频率的异常，更为确切和恰当。

【临床应用】

《清代名医医案精华·凌晓五医案》云："肝为心母，操用神机，肝木与心火相煽动，肝阳浮越不僭，彻夜不寐，心悸怔忡。"由此可见，气机紊乱，阴阳失调，情志不遂，气郁化火，均可内扰神明，致心悸怔忡，故可以四逆散斡旋气机，通达阴阳，平律定志。在疏肝理气的基础上，兼以温化痰饮、宣展胸阳，达到调心安神、平律定志之目的。现代药理研究亦证实，四逆散水提醇沉液可以对抗乌头碱、氯仿分别诱发的心律失常，能提高心肌兴奋性和自律性，而对收缩性无影响。

【病案举例】

刘某，男，17岁。心悸心慌数年，多因情绪波动、心情抑郁而诱发。常伴胸闷气短，头昏乏力，心烦失眠，夜寐多梦，但食欲尚可。近期因发作频繁，精神萎靡，注意力不集中，影响学习，而前来就诊。查血压14.67/9.33kPa，心率76～80次/分，律不齐，且与呼吸周期变化有关，心音正常，肺部无异常。查脑电图未见异常；心电图示，偶发性房早、窦性心律不齐。诊断：心律失常。证属气机紊乱，阴阳失调，心神不宁。治宜通达阴阳，平律定志。方选四逆散加味：柴胡12g，枳实15g，白芍15g，甘草5g，丹参15g，川芎15g，郁金10g，远志10g，夜交藤12g，黄连5g。连进5剂，自诉胸闷不适等症状缓解，睡眠已基本正常，但仍有些心悸。守上方去远志、夜交藤，加苦参15g，五味子12g，麦冬20g，续服10剂后，心慌心悸已消除。[3]

五、胆心综合征

胆心综合征是由于胆石症或胆道感染导致胆道扩张，胆管内压升高，通过神经反射引起冠状动脉痉挛，使心肌缺血，而产生一过性心绞痛或心律失常等综合病变。《证治汇补》云："胆郁则口苦晡热，怔忡不定。"《医述·杂证方论》云："若大病后，或久病，或寒热甫退，胸膈之余热未尽，致伤少阳和气，以故虚烦惊悸者，中正之官，以熇蒸而不安也。"说明肝胆不疏，可致心神不宁，甚则导致胆心综合征。

【临床应用】

以四逆散疏肝利胆，可获解郁调心、安神定志之功效。《医宗金鉴》云："故君柴胡以疏肝之阳，臣芍药以泻肝之阴，佐甘草以缓肝之气，使枳实以破肝之逆。三物得柴胡能外走少阳之阳，内走厥阴之阴，则肝胆疏泄之性遂，而厥可通也。"即是此理。

【病案举例】

易某，男，44岁。因右上腹胀痛不适，伴发热、畏寒1周，拟"慢性胆囊炎急性发作"而住院。患者素有"胆囊炎"病史，多因饮食不慎而诱发。症见右上腹胀痛，伴恶寒发热，恶心呕吐，食欲不振，嗳气，近2~3天出现左侧胸前区闷痛，既往无冠心病史。查体温37.6℃，血压16/10.67kPa，心率86次/分，心律尚齐，心尖部可闻及收缩期杂音，第1心音低钝，肺（-）。腹平软，肝脾未扪及，右上腹局限性压痛，墨菲征（+）。B超示胆囊扩大，胆囊壁毛糙。查血白细胞 $1.1 \times 10^9/L$，中性占82%；心电图示 S-T 段Ⅱ、Ⅲ、V_1、V_3。导联压低≥1mV，T波低平，aVF、V_5倒置。诊断：胆心综合征。证属肝胆不疏，气血郁滞，内扰心胸。治宜疏肝利胆，行气活血，解郁调心。方选四逆散加减：柴胡15g，枳实30g，甘草6g，白芍20g，赤芍15g，丹参15g，川芎15g，郁金12g，生大黄15g。5剂后自觉右上腹胀痛明显减轻，往来寒热已止，少量得食亦未呕吐，左侧胸前区疼痛也得到缓解，舌质虽红、但腻苔渐退，守上方去生大黄，加山楂15g，炒谷芽、麦芽各10g，鸡内金10g，继进5剂。1周后复查心电图，已恢复正常（运动试验亦为阴性），症状体征消失而痊愈出院。[3]

六、心绞痛

心绞痛是冠状动脉供血不足，心肌急剧的、暂时缺血与缺氧所引起的临床综合征。其特点为阵发性的前胸压榨性疼痛感觉，可伴有其他症状，疼痛主要位于胸骨后部，可放射至心前区与左上肢，常发生于劳动或情绪激动时，持续数分钟，休息或用硝酸酯制剂后消失。本病多见于男性，多数病人在40岁以上，劳累、情绪激动、饱食、受寒、阴雨天气、急性循环衰竭等为常见的诱因。

隋氏等[4]运用四逆散加味治疗心绞痛的病案举例如下。

解某，女，52岁，1994年10月16日来诊。患者近3年来有阵发性心前区憋闷隐痛史。40天前因忧愁悲伤诱发胸部憋闷、刺痛逐渐加重，夜间发作较频，常在睡中痛醒，痛重时放射至左肩背刺痛，伴心悸、气短、惊悸、多梦、喜长叹息。舌质紫暗，舌下静脉紫暗而粗，舌苔薄白，脉细弦涩，时有结脉。心电图示"完全性右束支传导阻滞"，"慢性冠状动脉供血不足"。辨证属肝气郁结，血瘀胸络，心阳不振。治应疏肝解郁，活血通络，佐以温通心阳。方以四逆散加

味：柴胡、赤芍、白芍各 12g，枳实 10g，丹参 15g，山楂 20g，桂枝
8g，甘草 6g，水煎，服 3 剂。服药后夜间胸背刺痛消失，睡眠好转，
惊悸、做梦亦减，昼日精神好转。继服前方 6 剂，全身病症均消失。
复查心电图示：完全性右束支传导阻滞消失。舌苔薄白，舌质稍紫，
舌下静脉粗紫亦减轻。再服前方 6 剂停药。随访 1 年未复发。

七、心肌劳损

心肌劳损就是指心肌长期在高负荷下过度工作，比如过度肥胖、
高血压、工作紧张精神压力大等因素，导致心肌受损，此时心肌可能
缺血，也可能供血正常。如确诊心肌缺血，长期发展可能导致冠心
病、心肌梗死、扩张性心肌病、心功能不全、心功能衰竭等情况。

隋氏等[4]运用四逆散加味治疗心肌劳损的病案举例如下。

亢某，女，38 岁，1995 年 4 月 15 日诊。于 3 个月前因心情不畅
出现胸闷、气短、心悸、劳累后心慌、气短、喘促，伴胸脘满胀连及
两胁撑胀，时长叹息。舌边尖红，舌苔薄白，脉沉细弦。心电图示：
心肌劳损。辨证属肝气郁结，痹阻心络，血行不畅，心阳失宣。治应
疏肝解郁，佐以和血通络，宣通心阳。予四逆散加味：柴胡、白芍各
12g，丹参 15g，枳实 10g，桂枝、甘草各 6g。水煎服 3 剂。复诊：药
后胸闷气短、胸脘胁胀均消失，劳累后心慌、喘促亦减，舌质色已正
常，舌苔薄白，脉弦。继用上方 5 剂。三诊复查心电图大致正常，身
无不适感，遂停药。

八、心动过缓

心动过缓是指脉搏迟缓，每分钟不足 60 次，且伴有以心悸、气
短、胸闷、眩晕、肢体乏力为主要特征的病证。

隋氏等[4]运用四逆散加味治疗心动过缓的病案举例如下。

韩某，女，24 岁。1993 年 5 月 16 日诊。心慌胸中憋闷 2 个月
余。曾几次查心电图示："心动过缓"，四处求治，服西药治疗效果
不显。病因恼怒诱发，刻下胸脘憋闷、气短、喘促、喜长叹息、心烦
易急、身无力，劳累后诸症加重。舌质淡红，舌苔薄白，脉弦迟。心
率 45～50 次/分，偶有心律不齐。心电图示：心动过缓，偶发早搏。

据其脉症辨为肝气郁滞，心脾两虚，治应疏肝理气，益气养心。用四逆散加味：柴胡、白芍、党参、枣仁各 12g，枳实、白术各 10g，甘草 6g。水煎，服 3 剂，早晚服。复诊时胸脘憋闷、心烦易急消失，仍时长叹息，身乏力，稍累时易心慌气短；舌质嫩红，苔薄白，脉细弦。心率 62 次/分。据其脉症，肝郁气滞证好转，心脾气虚之象尚明显，继服上方加黄芪 15g，当归 10g，水煎，服 6 剂。药后症状消失，心电图复查正常，停药。

九、心动过速

成人每分钟心率超过 100 次称心动过速。心动过速分生理性和病理性两种。跑步、饮酒、重体力劳动及情绪激动时心律加快为生理性心动过速；若高热、贫血、甲亢、出血、疼痛、缺氧、心衰和心肌病等疾病引起心动过速，称病理性心动过速。病理性心动过速又可分为窦性心动过速和阵发性室上性心动过速两种。窦性心动过速的特点是心率加快和转慢都是逐渐进行，通常每分钟心率不会超过 140 次，多数无心脏器质性病变的，通常无明显不适，有时有心慌、气短等症状。阵发性室上性心动过速每分钟心率可达 160～200 次，以突然发作和突然停止为特征，可发生于心脏有器质性病变或无心脏器质性病变者。发作时病人突然感到心慌和心率增快，持续数分钟、数小时至数天，突然恢复正常心率。发作时病人自觉心悸、胸闷、心前区不适及头颈部发胀、跳动感。无心脏病者一般无重大影响，但发作时间长，每分钟心率在 200 次以上时，因血压下降，病人发生眼前发黑、头晕、乏力和恶心呕吐，甚至突然昏厥、休克。冠心病病人出现心动过速，往往会诱发心绞痛。

隋氏等[4]运用四逆散加味治疗心动过速的病案举例如下。

黄某，女，35 岁，1992 年 9 月 26 日诊。6 天前因情志不畅出现阵发性心悸，每发作必以手按心下则心悸减轻，伴周身酸软，胸脘痞满，食欲不振，心烦易怒、喜叹息，手足凉且麻。舌苔白腻，脉弦细数。听诊：心率 100～110 次/分，偶可闻及早搏。心电图示："窦性心动过速"、"房性早搏"。证属肝郁气滞，心阳不振。治应疏肝解郁，佐以壮心阳。方以四逆散合桂枝甘草汤。处方：柴胡、白芍各

12g，枳实10g，桂枝、甘草各6g。水煎服3剂。复诊除手足麻木外，余症减大半。舌苔白，脉弦细。上方加川牛膝15g，连服6剂后诸症消失。复查心电图恢复正常。半年后随访未复发。

按：综合上述病例，其发病皆因情志不畅所致。在生理上心肝相互依存，心为脏腑之主，心血充足，则肝血旺。肝为心之母，肝血盛则心血足。在病理上亦是相互影响，正如《素问·阴阳应象大论》说："怒伤肝；肝主疏泄。"为"凝血之本"。《灵枢·寿夭刚柔》说："忧恐忿怒则伤气。"究其病机是情志不畅，肝郁气滞，导致气机失调。情志不畅致使肝气郁结，疏泄功能低下，血行受阻，瘀阻心络，则发为胸痹、心痛、心悸等心脏病变。临床表现为胸中憋闷、胸胁满胀，心烦易怒，心悸气短、多梦易惊等症状。舌质多见紫暗，或舌下瘀斑，或舌下静脉紫暗。脉弦涩，或弦迟，或结代等瘀血证。故均以疏肝解郁之祖方四逆散加味治疗，皆取得明显疗效，药虽简而效宏，病虽异而治相似，正体现出中医辨证论治的特色。

参考文献

[1] 王如高，陈二军. 补母实子法治疗难治性早搏32例. 山西中医，1997，13（3）：55
[2] 杨洪军，孟繁蕴，等. 四逆散加减治疗心脏神经官能症40例. 浙江中医杂志，1998，33（4）：155
[3] 杨宁. 汤益明用四逆散治疗心血管病经验. 中医杂志，1999，40（4）：206
[4] 隋登明. 四逆散在心血管疾病中的应用举隅. 实用中医药杂志，1999，15（10）：40

第四节 呼吸系统疾病

一、咳嗽

咳嗽是人体的一种保护性呼吸反射动作。咳嗽的产生，是由于当异物、刺激性气体、呼吸道内分泌物等刺激呼吸道黏膜里的感受器时，冲动通过传入神经纤维传到延髓咳嗽中枢，引起咳嗽。咳嗽的动作是短促深吸气，声门紧闭，呼吸肌、肋间肌和膈肌快速猛烈收缩，使肺内高压的气体喷射而出，就成为咳嗽。随着急速冲出的气流，呼吸道内的异物或分泌物被排出体外。引起咳嗽的原因很多，除去鼻、咽、喉、气管、支气管、肺、胸膜等呼吸器官以外，耳、脑膜、心脏、食管、胃等内脏的迷走神经受到刺激，也会传入咳嗽中枢引起咳嗽。咳嗽是呼吸系统疾病的常见症状，有利于清除呼吸道分泌物和有害因子，但频繁剧烈的咳嗽对患者的工作、生活和社会活动造成严重的影响。临床上咳嗽病因繁多且涉及面广，特别是胸部影像学检查无明显异常的慢性咳嗽患者，此类患者最易被临床医生所疏忽，很多患者长期被误诊为"慢性支气管炎"或"支气管炎"，大量使用抗菌药物治疗无效，或者因诊断不清而反复进行各种检查，不仅增加了患者痛苦，也加重了患者的经济负担。当今社会环境改变、工作节奏加快、生活压力变大，易引起肝气郁结。而肺与肝的关系密切，首先，肺居上焦，其气肃降；肝居于下焦，其气升发，共同维持气机之升降。肝藏血，调节全身之血；肺主气，治理一身之气。肝肺二脏，一气一血。对调畅气血至关重要其次，二者在经络上相联，如《灵枢·经脉》中说："其支者，复从肝别贯膈，上注肺。"可见肝与肺密切相关在生理和病理上相互影响。肝气升发，肺气肃降，升发与肃降互相制约，互相协调，才能维持人体气机升降功能正常运行。《丁甘仁医案》谓："肺体属金，臂若悬钟，鸣声在钟，撞钟在木。"秦伯未也明确指出："治肺止咳，佐以调肝。"可见，治疗咳嗽应注意调肝。

【临床应用】

陈氏[1]报告了应用四逆散治疗咳嗽的体会。四逆散是许多疏肝理气方剂的基础方。该方组药简单、配伍合理，柴胡、白芍散收兼顾，柴胡、枳实升降并用，条畅气机，佐甘草以缓肝之气。全方药性平和，临床无论外感、内伤的咳嗽，根据辨证选用，适当加减，往往可以收到令人意想不到的效果。

【病案举例】

1. 外感咳嗽：陈某，女，30 岁，教师，于 2004 年 12 月 5 日就诊。主诉：咳嗽 1 周。患者于 1 周前遇风寒后出现咳嗽，痰少，无发热、流涕等其他不适。咳嗽早晚加剧，咳时常伴溲出，连声呛嗽，难以止住，遂至门诊静脉点滴头孢噻肟钠，口服咳必清等止咳药。3天后咳稍平，但晨晚仍剧，于是转中医治疗。刻诊：咽痒，咳嗽，以干咳为主，晨晚加剧，咳时腹肌疼痛，溲出，口不干，入睡后咳止，睡眠尚可，饮食正常，舌淡苔薄，脉浮紧。予以三拗汤加减：麻黄9g，杏仁9g，甘草5g，百部9g，桔梗9g，蝉蜕6g，白前9g，五味子6g，鱼腥草15g，2剂。药后患者述咳嗽稍见好转，仍觉不适仔细询问病史。方知患者近来工作不顺心，且于上周外出时受寒而起。遂于上方中加入四逆散，处方：麻黄9g，杏仁9g，甘草5g，柴胡9g，枳壳6g，白芍9g，百部9g，薄荷5g，桔梗9g，蝉蜕6g，五味子9g，鱼腥草15g，3剂。药后第1剂，咳大减。3剂后咳已止。

按：外感咳嗽多起病急，病程短。为外感六淫，从口鼻或皮毛而入，使肺失肃降，肺气上逆而咳。故外感咳嗽多以治肺为主。本例患者只有咳嗽一症，因受寒而起，且无化热之征，舌淡苔薄，脉浮紧，故为风寒束肺。除此之外，患者由于情志抑郁，使肝气郁结，失其疏泄升发之功能，亦影响肺气的肃降，肝病犯肺则进一步加剧咳嗽。故本病机应为外感风寒，内有肝郁，肺失肃降。治疗单用宣肺散寒止咳之法，疗效欠佳，还应加入疏肝理气的四逆散。方中麻黄疏风散寒，杏仁宣降肺气，柴胡疏肝理气，伍白芍、五味子养肝敛肺止咳，枳壳宽胸利气，鱼腥草性微寒，清肺防其化热，加入薄荷、蝉蜕、桔梗等祛风止咳，使风寒外解，肝气得以条达，肺气自平，诸症自愈。

2. 内伤咳嗽：张某，女，42岁，教师，于2006年10月12日就诊。主诉：咳嗽月余，伴胸胁部疼痛1周。患者在9月初无明显诱因出现咳嗽，流清涕。因其平素易咳难愈，故于起病之初即口服阿莫西林、克拉维酸钾、泰诺等药。3天后咳嗽加剧，改为青霉素静脉点滴。咳渐止，只于晨晚稍咳，痰少，自行服用止咳糖浆等。如此断续反复月余，仍未见咳止，且于1周前出现右侧胸胁疼痛。遂请余诊治。刻诊：咳嗽每于晨晚加重。痰少而黏，咳吐不利，鼻咽部不利，有热感。右胁部疼痛不适，疼痛以闷痛为主，与呼吸、咳嗽无明显关系，口微苦而干，喜冷饮，乏力，寐差，二便正常，舌边红苔薄，脉不浮但弦。患者否认胆囊炎、肝病等病史。血常规、胸透均正常。此为肝火犯肺，肺失清肃，给予四逆散加减，处方：柴胡9g，白芍12g，枳壳9g，甘草5g，浙贝母9g，黄芩12g，荆芥9g，桑白皮9g，麦冬9g，太子参12g，郁金9g，五味子6g。2剂。药后症减，按上方继续给予3剂，咳渐止，疼痛减轻。给予丹栀逍遥丸口服1周，诸症渐消。

按：《素问·咳论》曰："五脏六腑皆令人咳，非独肺也。"本病为表邪内郁，少阳枢机不利，气郁化火，气火循经上逆犯肺，以至肺失宣肃。治疗当清肝泻肺，疏利气机，宣通胸中大气，气行而郁解，诸症得以消除。方中柴胡、白芍合用，疏肝解郁理脾；枳壳与柴胡一升一降，调畅气机；浙贝母、黄芩、桑白皮清泻肺肝之火，荆芥宣肺，郁金理气和络，太子参、麦冬养阴益气，五味子敛肺止咳。全方合用，使郁火得清，气机得疏，肺气宣肃正常，则诸症得消。

二、顽固性咳嗽

咳嗽是肺系疾病的一个主要症状。《素问·宣明五气论》曰："五气所病……肺为咳。"但对顽固性咳嗽，单纯从肺论治，往往罔效。

【临床应用】

沈氏[2]通过临床实践，试从肝辨治，用四逆散加味治疗顽固性咳嗽41例，取得满意疗效。方用四逆散加味为基本方：柴胡6g，白芍15g，枳壳12g，代赭石30g，露蜂房10g，广地龙10g，浙贝母15g，百部20g，五味子9g，炙甘草5g。每日1剂，水煎服。加减：纳差痰多加半夏、陈皮；咳痰黄稠加黛蛤散、黄芩；咽痒不适加僵蚕、蝉衣。疗效判断：治愈为服药5～10剂症状缓解，停药后症状无复发；无效为服药10剂，症状有减，停药后则复如故。40例患者经治疗，治愈39例，有效率达97.5%；无效1例，因反复感冒所致。

【病案举例】

范某，女，52岁，干部，1991年3月20日初诊。病起感冒后，咳嗽4个月，反复不愈，经住某医院作系统检查和治疗，未见器质性

病变，而咳嗽一直未愈。其病历中记载，从静脉点滴头孢类抗生素到
叠服肃肺止咳多种药物，均无明显效果。现咳嗽时轻时重，晨起为
甚。咳时少痰，咽痒不适，咳声阵作，咳甚呕吐痰涎，气憋面赤，胸
闷气逆，两胁隐痛。察患者精神尚可，咽部轻度充血，舌质偏红、苔
薄，脉小弦。尤在泾谓："久咳胁痛，不能左侧，病在肝，逆在肺。"
诊为木郁伐金，气失调畅，拟调气疏肝，肃肺化痰法，予基本方加黛
蛤散10g（包煎），蝉衣8g。5剂。服药1剂，咽痒得除，3剂后咳嗽
明显减轻。5剂后症状基本缓解。为巩固疗效，二诊时继予原方5
剂，并嘱慎起居，戒郁怒，忌辛辣刺激之品，后随访未见复发。[2]

　　按：《素问·咳论》曰："五脏六腑皆令人咳，非独肺也"，《难
经·四难》也说："呼出心与肺，吸入肾与肝。"说明肝病者也可引
起咳嗽。临床每可见患者虽无痰涎壅阻肺气之实证，或精气亏虚，脾
肾不足，出纳失常之虚证，但表现为气机紊乱，升降失常之咳嗽。而
四逆散方中柴胡配枳壳，能调畅气机，升清降浊；芍药配甘草，可以
柔肝缓急舒挛，"疗肺急胀逆咳喘"；代赭石味苦性寒，归肝、心二
经，张锡纯云："赭石色赤性微凉……其质重坠，又善镇逆气，降痰
涎……用之得当，能建奇效。"露蜂房、地龙、浙贝祛风止痉，与白
芍、甘草有协同作用；五味子敛肺补肾，缓急止咳益气止津，对久咳
患者，扶正止咳，一举两得；百部温润而不燥，又有开泄肺气的作
用，故能治新旧诸般咳嗽，尤为久咳之良药。诸药配伍，协同作用，
治疗顽固性咳嗽有较好效果。

　　三、咳嗽变异性哮喘

　　咳嗽变异性哮喘又称为过敏性哮喘、隐匿性哮喘、咳嗽性哮喘。
它是以慢性咳嗽为惟一表现的特殊类型的哮喘，它在儿童中的患病率
大约为0.77%~5.0%。由于患有哮喘的病儿的呼吸道持续存在变态
反应性的炎症，支气管上皮肿胀，使得气道内皮下的刺激感受器兴奋
阈值低于正常人，因此，对各种外界刺激物的感应性增高，稍有刺激
就发生哮喘；并且哮喘难以治愈。咳嗽变异性哮喘的特点是：①咳嗽
持续发生或者反复发作1个月以上，常在夜间发生或清晨发作性咳
嗽，运动后加重，痰少。②化验或者其他检查表明没有明显的感染征

象或者经过长期的抗生素治疗无效。③用支气管扩张剂可以使发作减轻。④有个人过敏史即伴有湿疹、荨麻疹、过敏性鼻炎等病史，也可以查出家族过敏史。⑤运动、冷空气、过敏原或者病毒性感染等诱发哮喘发作。⑥哮喘有季节性，多见于春、秋两季且反复发作。⑦胸部X线片显示正常或者肺纹理增加但无其他器质性改变。由于没有典型的喘息症状，不易被临床医师认识而导致失治误诊，从而疾病迁延不愈。现代医学研究认为：其病理变化为气道慢性非特异性炎症，引起支气管平滑肌痉挛，气道黏膜水肿与肥厚、黏液分泌物增多，黏膜纤毛功能障碍及支气管黏液栓塞、大气道狭窄，故临床以咳嗽为主要表现，并反复发作或持续不断，常在夜间或晨起时发作或加剧。咳嗽变异性哮喘以咳嗽为主要临床症状，属中医"咳嗽"范畴。以咳为主时有少量的黏痰，偶伴喘息、胸闷、胁肋隐痛等症状。一般病人多为过敏体质，本病外因和过敏物质致病是标，机体内环境失衡和适应性低下是其本。咳嗽变异性哮喘除调肺、脾、肾三脏外，辨证治疗也多从肝论治，即疏肝、柔肝、调肝、清肝皆获良效，究其原因，一则肝肺生理相关，病理相因。二则咳嗽变异性哮喘的发作或加剧多在凌晨寅卯之时（3~7时），肝属木，应寅卯时，凌晨发作为肝胆之时，肝失疏泄、郁而化火或肝阴不足均可导致肝肺气机不调，气血失和、升降失常、肺气上逆发为咳嗽。故治重在肝，调理肝肺为其常法。

【临床应用】

王氏[3]在临床上通过观察，以四逆散加减治疗60例，疗效满意。处方：柴胡12g，白芍15g，五味子10g，枳壳12g，桔梗15g，瓜蒌皮15g，炙杷叶15g，炙甘草10g。加减：兼风寒表证加炙麻黄、杏仁、荆芥；风燥伤肺加沙参、花粉、大贝；痰热较甚加黄芩、桑白皮；肝火盛加服黛蛤散；久病短气，动则尤甚加补骨脂、胡桃仁等。每日1剂，水煎，分2次早晚服，治疗10天为1个疗程。结果：显效（咳嗽症状消失或基本消失、无明显不适症状、双肺哮鸣音消失）31例，好转（咳嗽明显减轻、双肺仍有少许哮鸣音）27例，无效（咳嗽症状无明显好转）2例，总有效率为97%。

按：中医理论认为，本病多由肺、脾、肾三脏功能失调有关。脾为后天之本，气血生化之源。而肺主一身之气，脾土生肺金，脾实则肺强，脾虚则运化不健，水湿留滞，痰浊内生，痰阻肺络，上逆为咳。故有"脾为生痰之源，肺为贮痰之器"之说。肺为气之主，肾为气之根。久病及反复发作而导致肺气耗散，进而肺病及肾，肾气不足，肾不纳气，气逆于上而为咳嗽。所以总体认为其发病机制为邪犯于肺、肺气上逆，多为邪实正虚。故治疗多从肺、脾、肾三脏调理入手。本方中柴胡、枳壳疏肝理气；白芍柔肝养血；桔梗、瓜蒌皮、炙杷叶清肃肺气、化痰止咳；五味子敛肺止咳；炙甘草宣肺利气、调和诸药。诸药合用共奏疏肝清肺，化痰止咳之功效，使肝气疏泄有序、肺气清肃有权，气管通畅，痰湿自化，则娇脏复其治节、咳逆自止、顽咳自除。

四、肺结核化疗肝功能损害

肺结核化疗期间，服用雷米封、利福平或吡嗪酰胺等药物会引起肝功能损害，并出现一系列症状与体征。如果停药或减药，往往会给正规系统的化疗带来极大影响。肺结核属中医"肺痨"范畴，有内外因之别，内因为气血虚弱、脏腑失调，外因为感染"痨虫"所致，治疗肺结核必须内外因兼顾，否则会顾此失彼。采用抗痨药物化疗是消除外因的基本原则；由于个体差异以及对药物敏感性不同，服用雷米封等药物后，出现胸胁胀痛、恶心、呕吐一系列肝郁气滞、横逆犯脾、胃失和降等脏腑失调症状，只有去除这些内因，才能保障抗痨治疗进行下去。

【临床应用】

魏氏等[4]对浸润型肺结核全程化疗时出现肝功能损害 20 例，根据中医辨证施治原理，在继续服用抗痨药物同时，服用加味四逆散，获得较好效果。采用疏肝解郁、清热利湿之法，佐以和胃降逆。方用四逆散加味：柴胡、茵陈、板蓝根、白芍、郁金、枳实、陈皮、山楂、甘草。水煎服，每日 1 剂，15 剂为 1 个疗程。服用数天后，腹胀、两胁不适、恶心、尿黄等症状明显好转，连服 4 个疗程以后，所有症状与体征均消失。2 例服用 1 个疗程后肝功能正常，15 例服用 2 个疗程后肝功能正常，3 例服用 4 个疗程后肝功能正常。

按：服用抗痨药物一旦出现肝功能受损的症状，应疏肝解郁、清热利湿、和胃降逆。四逆散加味中柴胡与枳实一升一降，疏肝解郁，调畅气机，白芍养血柔肝止痛，茵陈与板蓝根清热利湿，枳实与郁金行气和血，山楂与陈皮健脾和胃，甘草调和诸药，君臣共济，创肝气条达脾健运之功，取得较好疗效。

参考文献

［1］陈颖. 四逆散在咳嗽中的应用体会. 福建中医药，2007，38（3）：33
［2］沈桂英. 四逆散加味治疗顽固性咳嗽40例. 山西中医，1997，13（2）：13
［3］王美林. 四逆散加味治疗咳嗽变异型哮喘. 光明中医，2005，20（3）：59
［4］魏继童，商露兰. 加味四逆散治疗肺结核化疗肝功能损害20例. 九江医学，1998，13（1）：56

第五节　内分泌系统疾病

一、糖尿病

糖尿病是最常见的慢性病之一。随着人们生活水平的提高，人口老龄化以及肥胖发生率的增加，糖尿病的发病率呈逐年上升趋势。糖尿病在中国的发病率达到2%，据统计，中国已确诊的糖尿病患者达4000万，并以每年100万的速度递增。糖尿病是由遗传和环境因素相互作用而引起的常见病，临床以高血糖为主要标志，常见症状有多饮、多尿、多食以及消瘦等。糖尿病若得不到有效的治疗，可引起身体多系统的损害；引起胰岛素绝对或相对分泌不足以及靶组织细胞对胰岛素敏感性降低；引起蛋白质、脂肪、水和电解质等一系列代谢紊乱综合征，其中高血糖为主要标志。临床典型病例可出现多尿、多饮、多食、消瘦等表现，即"三多一少"症状。糖尿病分1型糖尿病和2型糖尿病。其中1型糖尿病多发生于青少年，其胰岛素分泌缺乏，必须依赖胰岛素治疗维持生命。2型糖尿病多见于30岁以后中、老年人，其胰岛素的分泌量并不低甚至还偏高，病因主要是机体对胰岛素不敏感（即胰岛素抵抗）。

糖尿病属中医学"消渴"的范畴，长期精神失调，则肝失疏泄，导致气机郁结，致使代谢失控，或因肝郁化火，致阴伤而燥热，影响上中下三焦，上刑肺金，中伤胃液，下灼肾水，而发为消渴。《四圣心源·消渴》云："消渴者，足厥阴之病也。"《儒门事亲·河间三消论》："消渴者……耗乱精神，过韦其度，向燥热郁盛之所成也。"《临证指南医案·三消》云："心境愁郁，内火自燃，乃消症大病。"这都说明五志过极、郁热伤津是本病的重要因素，强调了消渴的发病和肝的密切关系。

【临床应用】

康氏[1]应用四逆散合石膏汤加味对 51 例 2 型糖尿病患者进行临床观察，取得满意效果。治疗方法：四逆散合石膏汤加味为基本方：柴胡、白芍、知母、茯苓各 15g，生地黄、玄参、山药各 20g，枳实、地骨皮、五味子各 10g，葳蕤、麦门冬各 25g，苍术、白术各 12g，生石膏 50g，天花粉 18g，黄连 5g，黄芪 30g，香附 9g，甘草 3g。随症加减：两胁胀痛加延胡索、郁金、泽兰、龙胆草以疏肝解热；燥热伤津者，加天门冬、黄芩、桑白皮以清热生津；胃热炽盛者，加葛根以清胃养阴；肾阴亏虚者加熟地黄、黄柏、桑螵蛸、山茱萸以滋补肾阴；肾阳亏虚者，加仙灵脾、覆盆子、巴戟天以温补肾阳；肝阴虚者，加菊花、枸杞子以滋养肝阴；兼食滞者，加麦芽、神曲、鸡内金以消食化积；兼血瘀者，加丹参、川芎、桃仁、红花以活血化瘀。每天 1 剂，水煎服。2 个月为 1 个疗程。所有病例均坚持饮食治疗。治疗前后查心电图、肝肾功能及空腹和餐后 2 小时血糖。治疗结果：显效 25 例，有效 18 例，无效 8 例，总有效率 84.31%。治疗前后血糖变化：治疗前空腹血糖（11.49 ± 2.13）mmol/L，治疗后（8.13 ± 1.99）mmol/L，治疗前后比较有非常显著性差异（$P < 0.01$）；治疗前餐后 2 小时血糖（15.43 ± 2.98）mmol/L，治疗后（10.95 ± 2.76）mmol/L，治疗前后比较有非常显著性差异（$P < 0.01$）。

按：方中柴胡、白芍、枳实、香附疏肝理气；茯苓、白术补中理脾，乃见肝之病，当先实脾；生石膏、知母清热泻火，生石膏、黄连清泻肺胃之火；五味子酸涩，更配生地黄、麦门冬、葳蕤、地骨皮以增强清热滋阴生津之力，黄芪配山药降尿糖，既能益气健脾，增补后天，又能补肺津，助膀胱气化而固肾；苍术配玄参敛脾精降血糖，苍术味虽燥，但善开郁散结，健运脾气，配伍玄参之润，可制其短而用其长，玄参入肺肾泻火滋阴，除烦解渴，以加强增液止渴之力；天花粉既生津止渴又能养阴清肺；使以甘草调和诸药。诸药配合，藉以疏肝理气，清热泻火，益气生津。肺、胃、肾之脏腑之阴得以复，诸脏腑功能恢复，水谷运化正常，则三消之症自愈。2 型糖尿病的病理生理学特征是肝脏、脂肪组织和骨骼肌对胰岛素的抵抗及胰岛细胞功能的异常。抑郁患者的糖耐量异常发生率高于无抑郁患者，抑郁的糖尿病病人比无抑郁的糖尿病病人 HbAlc 水平显著升高。芍药苷可抗高血糖。知母水提液能改善胰岛素抵抗。生地、黄连水煎液主要通过保护、修复胰岛内分泌细胞而增加血清胰岛素浓度。五味子能极强地抑制 α - 葡萄糖苷酶的活性。黄芪能通过增加胰岛素受体、受体底物、$CLUT_4$ 等的数量或活性来改善胰岛素抵抗降低。玉竹能增强胰岛素敏感性。麦冬多糖能使周围组织对胰岛素抵抗降低。由此可见，中药具备多靶点、多层次综合治疗作用和功能调节作用。

二、甲状腺功能亢进症

甲状腺功能亢进症（简称甲亢）系指由多种原因导致甲状腺功能增强，分泌甲状腺激素（TH）过多，造成机体的神经、循环及消化等系统兴奋性增高和代谢亢进为主要表现的临床综合征。多数甲亢起病缓慢，亦有急性发病，发病率约为 31/10 万，女性多见，男女之比约为 1∶（4～6），有人统计 495 例甲亢病人中，女性 416 例，占 84%，男性 79 例，占 16%。各年龄组均可发病，以 20～40 岁发病者为多。甲状腺机能亢进症属中医"瘿气"范畴，以甲状腺分泌激素过多、基础代谢增高为基本病变。多因长期忿郁恼怒或忧愁思虑，使气机郁滞，肝气失于条达；气机郁滞，则津液易于凝聚成痰；痰气壅结，气郁化火，火热伤阴，表现为心烦、心悸、急躁易怒、眼突、脉数等症。综上所述，在甲亢的病理过程中占有重要地位。

【临床应用】

杨氏[2]运用四逆散加味治疗甲状腺功能亢进症 21 例，疗效较为满意。方药：柴胡 10g，枳实 10g，白芍 12g，甘草 6g，白头翁 30 ~ 45g，丹参 30g，黄药子 10 ~ 30g，生牡蛎（先煎）20 ~ 30g。心悸剧，寐差加琥珀（冲服）5g、夜交藤 24g；伴腹泻、四肢痿软无力加茯苓 12g、薏苡仁 30g、淮山药 15g；汗多，消瘦乏力，舌红少苔，脉细数加沙参、花粉各 15g。治疗结果：治愈 15 例（71.4%），好转 6 例（28.6%），有效率为 100%。服用本方 3 ~ 6 剂见效 10 例，服 20 ~ 30 剂后症状基本控制者 5 例，最长服药 6 个月，最短 20 天，平均服药 56 天，病程短者见效快。

【病案举例】

周某，男，30 岁，农民，1994 年 7 月 5 日入院。入院时恶寒发热（T39.1℃），面孔潮红、烦躁、寐差、消瘦、无汗、口渴欲饮、唇红而干，腹泻日 3 ~ 4 次，两下肢痿软无力，颈前肿大有块，突眼、心悸、两手颤抖、舌红而干，苔薄黄腻，脉洪数。卧床时心率 130 次/分，彩超示甲状腺肿大伴功能亢进。$T_3$8.2ng/ml，$T_4$356ng/ml，rT_3（反 T_3 甲状腺素）240ng/ml，甲状腺球蛋白抗体（TGA）60%，甲状腺微粒体抗体（TMA）45%，白细胞 5×10^9/L，中性占 68%。血沉 14mm/小时，血钾 3.3mq/L。予白头翁 45g，丹参 30g，黄药子 20g，生牡蛎（先煎）30g，夜交藤 30g，茯苓 12g，薏苡仁 30g，花粉 15g，柴胡 10g，枳壳 10g，白芍 12g，甘草 6g。配合静脉补钾，补足液体。进药 2 剂后热渐退，测体温 37.5℃，后以上方加减服 10 剂后，颈前瘿瘤较前缩小，心悸、两手颤抖明显好转，查 $T_3$3.5ng/ml，$T_4$152ng/ml。出院后继续治疗 1 个月，复查 T_3、T_4 在正常范围，瘿瘤继续缩小，上方间日 1 剂继服 1 个月，以固疗效。

按：医者采用疏肝缓急之四逆散为主方，配以黄药子化痰软坚，凉血降火；白头翁清热解毒，入血凉血；丹参清热凉血，活血化瘀，除烦安神；佐牡蛎平肝安神，软坚散结。药理成分可能能克服碘剂的弊病而对甲亢发挥疗效，其中的药理机制有待进一步探讨。

参考文献

［1］康小明. 四逆散合石膏汤加味治疗 2 型糖尿病 51 例. 陕西中医，2006，27

（12）：1532

［2］杨红萍. 四逆散加味治疗甲状腺机能亢进 21 例. 实用中医药杂志，1996，
　　（4）：14

第二章

外 科 病 证

一、胆囊术后综合征

胆囊术后综合征是指胆囊切除术后继发的一组综合症候群,在临床实际工作中,该综合征仍然是干扰外科医师和患者的一个难题。胆囊术后综合征临床表现复杂,畅达将其分为两类:一类是以胸胁腹部胀痛不能缓解甚或术后更趋加重,右胁下部出现痞满、包块,全身皮肤或结膜出现黄染,大便秘结,舌质暗红、苔黄厚腻,脉弦滑。另一类是以术后右上腹胀满不适,连及右胸胁,食欲不振,大便溏薄,倦怠乏力,舌质淡、苔白厚,脉沉弦。胆囊术后综合征的病因病机为胆囊切除术后,或因结石残留,或因胆道感染,或因 Oddis 括约肌痉挛狭窄胆汁黏稠郁阻,而使湿热蕴结,肝胆气机逆乱,失于疏泄所致。亦可因手术致气血肌肉筋脉受损,正气被耗,脾为所困,胃失和降,形成肝郁脾虚、肝气乘脾的病机。再者邪在厥阴肝经,寒热虚实常易错杂,故临床变化多端,兼证叠起。

【临床应用】

畅达[1]采用中药治疗,疗效满意。以疏肝理气、健脾和胃为治疗大法,以四逆散为基础方，对胆绞痛等以右上腹剧痛为主的患者，重用白芍、炙甘草，加川楝子、延胡索、蜂蜜以疏肝理气，缓急止痛；对出现黄疸，便秘，舌质红、苔厚者，加茵陈、栀子、大黄、金钱草以清热利湿，利胆退黄；对胁下痞块坚硬，固定不移者，加丹参、灵脂、青皮、木香以行气通络，消癥化积；对胁腹胀满，纳呆便溏，倦怠乏力，舌质淡、苔白，脉弦者，加苍术、藿香、砂仁疏肝和胃，健脾化湿；若胁痛隐隐，口泛清水，呕恶便溏者则以四逆散合理中丸、吴茱萸汤化裁治之。在药物的具体应用上，指出胆囊术后综合征多在术后1周左右发生，要充分注意患者体质上的特殊性，对腑实便结者必须通腑泻热时，要注意中病即止，以免过量伤正；对因肝郁夹有瘀象者，要以行气通络为主，忌用、慎用破气、破血之品；对胁腹疼痛剧烈常重用白芍到60g，炙甘草15g，蜂蜜250g，以酸甘化阴、缓急止痛，并配以行气通络、养血活血之品以疏肝解郁，消除临床症状，达到治愈目的。

【病案举例】

陈某，女，36岁，1988年9月20日初诊：右胁下疼痛1个月，B超检查诊为胆结石并行胆囊摘除术。手术顺利，取出结石10余粒，直径最大1.5cm。术后3日，猝发右胁下手术切口处剧痛，阵阵而作，牵及右肩背，伴恶心呕吐，冷汗涔涔，大便秘结。B超复查提示：手术切口部位探及一个3cm×5cm大小液性暗区，经西药解痉、镇痛治疗，效果不著。畅达会诊后，症见焦躁不安，辗转不宁，白睛轻度黄染，大便秘结，右上腹疼痛拒按，舌质红、苔黄厚，脉沉弦。证属肝郁腑气不通所致。治以疏肝理气，缓急止痛，佐以活血通腑。方用四逆散加味：柴胡15g，白芍80g，枳壳15g，炙甘草15g，延胡索12g，蜂蜜250g（药汁冲服）。1剂，急煎频服。药后大便通畅，疼痛明显缓解，发作次数减少，呕恶停止。上方去川军，加茵陈15g；继服3剂，诸症皆平。B超复查提示液性暗区消失。

二、颈痈背痈

颈痈、背痈，中医称为"有头疽"，是发生于肌肤间的急性化脓性疾病，起病急、症状重，多伴有全身中毒症状。中医认为，颈痈背痈主要病因为外感风湿热毒，致使气血运行失常；或内因情志所伤，劳伤精气，肾气亏损，火邪炽盛；恣食膏粱厚味，致使脾胃运化失常，湿热火毒内生。不论内郁外邪，皆可使营卫不和，邪热壅聚，经络壅遏不通，气血凝滞，运行失常，阻于肌腠，郁之化热，使血肉腐败，酿液化脓而生痈。临床选用黄连解毒汤清热解毒，通泻三焦之火，导热下行；用四逆散疏肝理脾，透邪升阳。二方合用，既清热解毒泻火，又调畅气机，解除郁滞，促进病情痊愈。现代药理研究证实，黄连、黄芩、银花有杀菌抑菌作用，黄连、蒲公英在很低浓度下即可破坏细菌超微结构，减少细菌生成，增强白细胞对细菌的吞噬作用。黄芪、党参、当归可促进人体体液免疫和细胞免疫功能，柴胡、枳实、川芎、赤芍可扩张血管，改善外周循环、抗血小板聚集、降低血黏度、提高局部药物浓度、使局部炎症更易消散、吸收。

【临床应用】

　　周氏[2]运用黄连解毒汤合四逆散加减，对46例颈痈、背痈患者进行临床治疗观察，疗效满意。基本方：黄连6g，黄芩6g，栀子9g，枳实9g，柴胡9g，赤芍9g，炙甘草6g，银花9g。随症加减：热毒炽盛者加金银花各10g，连翘10g，蒲公英30g，板蓝根30g；阴虚者加生地20g，玄参15g，知母15g，麦冬15g；阳虚者加党参15g，黄芪30g，当归15g；气滞血瘀者，加益母草10g，川芎6g，丹参10g。每日1剂，水煎分服。疮面已成脓者，行引流排脓，局部用雷弗奴尔纱条换药。除伴有中毒休克症状者外，其余患者停用抗生素。治疗结果：治愈（局部红肿消退，创面愈合，全身中毒症状消失，体温、细胞计数恢复正常，近期内无复发）37例；好转（局部红肿消退，创面未完全愈合，但无脓性分泌物，全身中毒症状消失，体温、白细胞计数恢复正常）5例；无效（未达到好转标准，转外科手术治）14例。

　　按：据文献报道，颈痈、背痈治疗多清热解毒论治为主，而从疏肝理气、调畅三焦论治甚少。《丹溪心法·六郁》说："气血冲和，百病不生，一有怫郁，诸病生焉，故人身诸病，多生于郁。"肝为将军之官，性喜条达，其疏泄功能主要是调畅气机。使情志畅达，气血和调，经络通利，脏腑器官活动正常。另外，肝的功能正常，既可协助脾胃运化，又有利于胆汁分泌与排泄。三焦为六腑之一，主持诸气，通行水道，是人体气体升降出入的通道。从颈痛背痛病因和病机分析，不论是外感毒邪还是情志内伤，脏腑功能失调，均可导致气机不畅，血脉不通，经络壅遏而生痛。因此，治本之法则应疏肝理气、调畅气机、通畅三焦为要。

三、胆道蛔虫症

胆道蛔虫症是由于蛔虫进入胆道引起胆道及胆道口（奥狄）括约肌痉挛而发生腹部阵发性剧疼。多发生在学龄儿童，近年来发病率明显下降。本病有蛔虫感染史，主要表现为突感右上腹剧烈疼痛，不能安卧，弯腰翻滚，哭闹出汗，面色苍白或胀红，精神不好，食欲不振，有时呕吐，偶吐蛔虫。间歇期疼痛基本消失，或只有上腹部微痛，短时间后再次发作剧烈疼痛，发作与间歇无规律，与蛔虫的活动有直接关系。蛔虫死在胆道内或退出胆道则疼痛渐消失。在右上腹剑突旁有小范围压痛区，不发作时压痛点仍存在。并发症发生后，压痛范围增大且出现腹肌紧张，伴有发烧。极少病人出现黄疸。四逆散主治范围在《伤寒论》中已清楚记载，《伤寒论》318 条云："少阴病，四逆，其人或咳、或悸、或小便不利、或腹中痛，或泄利下重"。上述症状是肝失条达、肝气都结所致。而胆道蛔虫之腹痛是蛔虫妄动，窜入胆道，导致肝胆郁滞与四逆散证机制相同。肝胆郁结，气机被阻，血行欠畅，不通则痛，故胁腹剧痛，卒然而作，痛引肩背；痛剧气机逆乱，故肢冷，脉沉弦。所以疏肝解郁、缓急止痛，是治疗胆道蛔虫的基本法则，四逆散本身就具备这种功能，故四逆散是治疗胆道蛔虫最理想的基础方。

【临床应用】

朱氏[3]在临床实践中用四逆散为基础方，加上活血、止痛、降逆止呕、温中杀虫之品治疗胆道蛔虫 18 例，均取得较好的效果。药物组成：由柴胡 15g，白芍 60g，枳实 15g，甘草 30g，半夏 30g，延胡索 15g，川楝子 15g，黄连 10g，花椒 5g 组成。加减：烦热加栀子、黄芩；偏寒加附子、干姜、细辛；腹胀加枳壳、萝卜籽；便秘加大黄、瓜蒌；黄疸加茵陈、栀子、田基黄；驱虫加榧子、使君、雷丸、槟榔；苔腻呃恶加生姜汁、竹茹；舌红少苔加乌梅。注意事项：急性期间应严格禁食或食少量稀粥；大便秘结暂不驱虫；未驱虫前应禁食禽蛋、鱼类腥荤之品及辛辣热物。

【病案举例】

女，50岁。于1998年5月3日就诊。主诉：右上腹锥钻样剧痛1天。患者素有蛔虫病史，就诊前1天因食鳝鱼，突发右上腹锥钻样剧痛，转辗不安。阵发加剧，痛后如常人，痛时放射至右肩胛，伴恶心、呕吐黄绿色胃内容物，饮食难进，在当地治疗无效，急来求治。做B超检查：胆总管内径0.9cm，管腔内见一双线回声，厚约0.3cm×1.0cm，未见强光团。结论：胆总管轻度扩张（蛔虫所致）。诊断为胆道蛔虫症。因患者不愿住院，坚持要用中药治疗。就诊时舌红、苔黄、脉沉弦。治则：疏肝利胆、行气活血、缓急止痛。处方：加味四逆散1剂。分3次口服。5月4日复诊：患者诉服药1次时，胆区痛剧，家人疑药误治，劝其停服，但患者本人坚持再服2次药后，疼痛减半，3次服后挛解痛止。5月5日经B超复查：胆管未见蛔虫。临床症状消失，拟清热通腑、利胆排蛔。处方：柴胡12g，白芍30g，枳壳15g，茵陈30g，雷丸20g，使君子12g，槟榔30g，大黄10g，甘草6g。5月6日下午排蛔虫30余条。其中一条半绿半白，可能为钻入胆道之蛔虫。

按： 蛔虫具有两大特性：①性动好窜，善钻孔窍，又好团聚，喜温喜暖，畏寒怕热，是其妄动致病的原因。②蛔虫闻甘即起，闻酸即止，闻苦即定，见辛则头伏而下。现代医学证实，蛔虫喜碱恶酸，有钻孔癖性，见孔就钻，遇空则退，蛔虫上窜胆管，胆管痉挛则右上腹剧痛。针对蛔虫的上述特性及致病机制，用四逆散加味较为妥贴。方中柴胡苦辛、微寒，主归肝、胆、肺、脾经，性喜条达肝气、疏肝解郁、利胆止痛，可用于脘腹痛、胁肋痛、四肢拘挛疼痛。枳实苦、辛、酸、微寒，归脾、胃经，破气消积、化痰除痞，用于积滞内停、痞满胀痛等。"柴、枳"相配，疏肝利胆，行气止痛。甘草甘平，主归脾、肺、心经，益气健脾、缓急止痛、清热解毒，用于脘腹挛痛、四肢挛急作痛、疮疡肿痛。"芍、甘"相伍，养血柔肝、解痉护胆、缓急止痛。半夏辛温，主归肺、脾、胃经，燥湿化痰、降逆止呕、消肿止痛，又是中药麻醉药，它既能麻醉胃的知觉神经而止呕，又能麻醉寄生虫而制止其活动。延胡索、川楝为伍，名"金铃子散"，行川气，活血止痛，为治疗气郁血滞而致诸痛的良方。黄连为高效的抗菌消炎药，能清除因蛔虫窜胆而引起的局部感染。花椒辛、大热，具温中止痛杀虫之功。全方共奏疏肝利胆、行气活血、缓急止痛之功，故痉挛除，蛔虫退，而剧痛止。

四、乳腺增生病

乳腺增生病是乳房部的一种非炎症性疾病，是临床常见病，多发病。乳腺增生病可发生于青春期后任何年龄的女性，但以 30～50 岁的中青年妇女最为常见。主要临床特征为乳房肿块和乳房疼痛，一般常于月经前期加重，行经后减轻。由于乳腺增生病重的一小部分以后有发展成为乳腺癌的可能性，所以有人认为乳腺增生病为乳腺癌的"癌前病变"。乳腺增生病以乳房肿块，经前肿痛加重，经后减轻，且有明显的随情绪变化的特点，属于中医的"乳癖"、"乳结"范围。此病若日久不愈，可演变成"乳岩"即"乳癌"。本病在气滞血瘀基础上多伴有气血两虚之证，即本病多本虚标实。治疗上以疏肝理气，化瘀通络，益气养血为主，故用四逆散为主治疗可达到标本兼顾的目的。

【临床应用】

杨氏[4]以疏肝理气、化瘀通络、益气养血为主要功效的加味四逆散治疗乳腺增生病 100 例，临床效果较为满意。药物组成：炙甘草，白芍，枳实，柴胡，香附，楝子，延胡索，丹参，浙贝，橘核，夏枯草，白芥子，牡蛎，黄芪，当归，茯苓，陈皮。随症加减：伴痛经、闭经者加生蒲黄、五灵脂、益母草；有寒象如见舌苔腻，脉弦滑者加桂枝、干姜；伴心烦者加生栀子、连翘；乳房刺痛者加郁金、炮甲珠；乳房胀痛者重用香附；伴乳房灼热，乳头溢液者加丹皮、生栀子、旱莲草；伴失眠多梦者加远志；伴脘闷、纳呆者加白蔻仁、焦三仙；伴梅核气者加赤芍、苏梗。疗效统计：本组 100 例中，治愈 37 例，占 37%；显效 58 例，占 58%；有效 5 例，占 5%。总有效率 100%。

玉氏[5]采用加味四逆散治疗乳腺增生病 110 例，获得较满意疗效。治疗药物组成：麦芽，山楂，柴胡，枳壳，白芍，甘草，香附，川楝子，丹参，延胡索，浙贝母，橘核，赤芍，王不留行，郁金，陈皮，茯苓。经前乳房疼痛明显，肿块增大，随情绪变化加重，加量郁金、川楝子；肿块呈条索状或结节状，质韧或较硬，疼痛明显者加重麦芽、山楂、香附、王不留行量；肿块较大，质中有囊性感、乳头溢乳者加重浙贝母、橘核、陈皮、茯苓量；伴痛经、闭经者加蒲黄、五灵脂、益母草、当归；伴心烦者加丹皮、生栀子；伴失眠多梦者加远志、酸枣仁；伴脘闷、纳呆者加木香、砂仁、神曲；伴气血虚加黄芪、太子参。每日1剂，水煎2服。月经干净后1周开始服，连续服10～14剂为1个周期，连续治疗3个月为1个疗程，共治2个疗程。治疗结果：治愈（乳房肿块及疼痛消失，或肿块明显缩小，质软无疼，精神爽朗）43例，显效（乳房痛止，肿块缩小1/2以上，精神好转）61例，有效（乳房痛止，肿块缩小1/3以上，精神好转）6例，总有效率达100%。疗程最短2个周期，最长6个月。

按：四逆散乃张仲景《伤寒论》之方，其主要病机为气滞阳郁、肝失条达、气机不畅所致，具有透邪解郁、疏肝理脾之功。笔者采用加味四逆散治疗，以疏肝理气，化瘀通络，软坚散结为主，达到标本兼治目的。方中柴胡、枳壳、香附、川楝子、延胡索、王不留行、郁金疏肝解郁、理气通络止痛；麦芽、山楂软坚散结；赤芍、丹参通血脉、理气活血、化瘀止痛；浙贝母、橘核、陈皮、茯苓理气化痰；白芍柔肝止痛、益阴养血；甘草益气健脾，调和诸药。值得一提的是，麦芽、山楂作为主药，具有理气消积化滞，疏肝活血，消除乳房胀痛作用，与四逆散合用，收效更加满意，不失为妙用。全方合用确为治疗本病的良药。同时，现代医学认为，活血化瘀药可改善局部血液循环及炎性渗出，抑制胶原纤维合成，从而使乳腺增生内肿块及纤维吸收，终止或逆转本病的病理变化，达到治疗作用。

【病案举例】

赵某，女，42岁，会计。1990年5月18日就诊。主诉：左侧乳腺增生15年，伴间断性乳房刺痛3年。经多方医治，未获显效，特来就诊。查：左侧乳房外侧肿块，如核桃大，质地略硬，皮色不变，无发热。伴精神抑郁，胸闷不适，头晕目眩，神疲乏力，月经来前及情志郁闷时症状加重，舌质淡红，舌体瘦小，舌边紫暗，苔薄，脉弦细。证属气滞血瘀，气血两虚。治以疏肝解郁，化瘀散结，补益气血。方用四逆散加味。方药：当归10g，柴胡10g，白芍15g，枳壳15g，香附15g，郁金15g，炮甲珠10g，川楝10g，延胡索10g，丹参20g，夏枯草30g，牡蛎30g，黄芪30g，甘草6g。水煎，每日1剂。早晚分服。服药期间忌食生冷肥甘、辛辣刺激之品。上方服用15剂后乳房刺痛明显减轻，肿块轻度缩小，精神好转。45剂后乳房牵痛消失，肿块大小如绿豆大。精神爽朗，伴随症状亦减，舌脉复常。继上方坚持10剂，乳房肿块消失。随访5年未见复发。

　　按：四逆散为《伤寒论》之方，具有透邪解郁、疏肝理脾之功。仲景用之治疗少阴病，四逆之证。乳腺增生病，多由于肝郁气滞，脾失健运，肝脾两伤，痰气互结，瘀滞而成。四逆散中炙甘草甘温益气健脾，柴胡透邪升阳疏郁，枳实下气破结，与柴胡合用升降调气，芍药益阴养血，与柴胡合用疏肝理脾，加配香附、川楝子、延胡索、丹参、陈皮理气活血、通络止痛，黄芪、当归、茯苓益气养血，夏枯草、牡蛎软坚散结，全方合用邪去郁解，气血调畅，标本兼顾，阳气得升，肝气得降，确为治疗本病之良方。应当指出，临床可以见到一些患者如青春期和哺乳期妇女在发病数月或1~2年后自行缓解，但服用本方可缩短病程，提高治愈率。

五、胸胁外伤顽固性疼痛

　　胸胁部外伤后顽固性疼痛，虽未如急性损伤时剧烈，但也缠绵持久，影响患者的工作及生活。外伤后期，虽体表瘀肿消失，但体内经络往往由于损伤过重或伤后久卧少动而闭塞。阳虚则生内寒，寒瘀杂合，滞于经脉，使脉络不通而致伤后疼痛。故其疼痛则往往表现为虚寒的特征。采用四逆散治疗该病，以温经通络而祛除留滞经络之邪，疗效满意。

【临床应用】

　　李氏[6]应用瓜蒌薤白汤合四逆散治疗胸胁外伤顽固性疼痛126例，取得满意疗效。基本处方：全瓜蒌、牛膝各15g，薤白、当归、白芍各12g，川桂枝、柴胡、枳壳、苦杏仁、白芥子、郁金、桔梗各

10g，细辛5g。每日1剂，水煎分服。也可根据个人饮酒量在煎液中加入黄酒10～30ml服用。治疗结果：经上述方法治疗，97例治愈（胸胁疼痛完全消失，活动自如，能进行正常体力活动），21例好转（疼痛基本消失，能进行一般轻便活动，但屏气或做剧烈活动时胸胁部仍有不适感），8例无效（经治疗后症状无明显改善）。

【病案举例】

某男，35岁。1995年10月诊。患者5个月前因车祸致双侧多肋骨并伴多段骨折，连枷胸，合并双侧气血胸。经住院行双侧胸腔闭塞引流，胸骨冰钳复位牵引固定治疗45天出院。但胸胁部一直隐痛掣背，咳嗽时加甚，呼吸时胸胁部感到束窄。说话不能高声，伴有畏寒。X线摄片提示骨折已愈合，双侧胸膜肥厚、粘连。面色㿠白，神形倦怠，畏寒，少气懒言。苔薄、舌质淡暗稍胖、舌下系带紫色，脉弦细涩。取上方煎300ml，上下午分2次温服，因患者会饮酒，每次加黄酒30ml合服。6剂后疼痛明显减轻，精神状态显著好转，并能提声与医生对话，自觉畏寒感也明显减轻。12剂后，疼痛基本消失，加减服药24剂后痊愈，并能由轻渐重逐步参加日常劳作。

按：胸胁部外伤和其他部位外伤又有所不同，因为胸为肺、心所居，而胁则为肝之野，气之枢纽。所以，当急性损伤时，往往可直接影响肺、肝两脏；后期郁邪则必累及心、肺、肝之三经。邪滞三经导致枢纽失常，气失宣降；心包蒙蔽，温煦无力，从而则又可进一步加重经络中的气滞血瘀。故治疗胸胁部伤后顽固性疼痛，应从三个方面着手：即开其心阳、宽其肺气、疏其肝血，才能取得理想的效果。所用方中，以瓜蒌薤白汤为主，开宣心胸气机、通阳化气；配合四逆散以升阳开郁、行气活血。两方相合，可获一开一疏、一散一行、一升一降的功效。而白芥子则为民间治疗胸胁痛的单味效药，利用其入肺行气、温中散寒止痛的功效，与桔梗、牛膝配合，加强调节上、中、下之气血升降，使经络通畅，通则不痛。

六、胆石症

胆石症是常见病之一，其发病率呈逐渐增高趋势。据资料显示，我国胆石症发生率约为7%，伴随年龄的增长，发病率增长可达

23%。随着经济的发展，饮食结构的改变，按胆石症的分类区别，胆固醇结石的发生率呈增高的趋势。传统的胆石症的治疗方法以手术为主，但手术治疗除给患者带来痛苦以外，尚出现诸如医源性胆管损伤、胆囊切除术后综合征、结石残留及复发等并发症，仍将严重影响患者的生活。

胆石症属中医"胁痛"、"痞满"范畴。其发病多因情志失调、饮食不节致肝郁化热，熏蒸肝胆，日久煎熬成石。情志抑郁则肝气失于条达，气机阻滞，胆汁疏泄不利，聚结成石，胆络被阻，不通则痛，故而发生胁痛。该病病位在肝胆，以肝郁气滞为主因，多伴有湿热之邪。因此，选用传统疏肝解郁名方"四逆散"，酌情加减后用于治疗胆石症，通过调节肝胆的疏泄功能，促进胆囊功能的恢复，利于胆汁的排泄。

【临床应用】

徐氏[7]等采用四逆散加减治疗胆石症，取得较满意的疗效。治疗组以四逆散加减方口服治疗，方药组成：柴胡10g，赤白芍各10g，枳壳10g，郁金12g，海金沙（包煎）10g，生鸡内金12g，炒二芽各15g，佛手片10g，金钱草20g，虎杖15g，大黄10g，炙甘草6g。每日1剂，煎取200ml，分2次服用。如舌红苔黄腻，湿热之象明显加用黄芩10g，茵陈15g，蒲公英20g。对照组单纯予熊去氧胆酸（胶囊）500~750mg（按10~15mg/kg），晚上1次顿服。两组均以3个月为1个疗程，治疗1个疗程后评定疗效。结果：两组治疗前后临床疗效比较：治疗组62例中痊愈38例，显效12例，有效8例，无效4例，总有效率93.5%；对照组64例中依次为15、14、10、25例，60.9%。两组疗效比较，差异有统计学意义（$P < 0.01$）。两组影像学检查疗效比较：治疗组62例中痊愈14例，显效14例，有效25例，无效9例，总有效率85.5%；对照组64例中次为5、9、20、30例，53.1%。治疗组总有效率优于对照组（$P < 0.01$）。

按：现代医学认为，胆结石的主要成分胆固醇和胆色素均为生理情况下本来就存在于胆汁的溶质，因此胆石症的成因可看作为机体在维持胆汁于溶液状态或自身稳定方面发生障碍所致。传统的溶石方法包括口服熊去氧胆酸和接触溶石法，但后者有创伤并需要一定的操作水平，不良反应较大，目前开展不广。而前者则需要选择胆固醇结石患者，方能取得一定的疗效。医者研究中采用熊去氧胆酸，纯度高，不良反应较少。但单用熊去氧胆酸，临床症状的改善及排石疗效尚不尽人意。以四逆散为主方，加郁金、佛手起疏肝理气、解郁利胆之功，以海金沙、金钱草、鸡内金、大黄、虎杖清热利湿退黄，辅以炒二芽、鸡内金醒脾和胃，如湿热征象明显则加用黄芩、茵陈、蒲公英以助清热化湿之功效。已有的临床观察和实验证明，上方所选用的多味中药如柴胡、白芍、虎杖、海金沙、金钱草、鸡内金等均具有促进排胆功能，促进胆汁分泌和减低奥狄括约肌的功能。医者所纳入病例临床症状相对较明显，结果显示，改善症状方面，治疗组较对照组有更大的优势，与中医药的辨证论治及该方的疏肝利胆、理气解郁功效分不开的。近年来，随着对胃肠道激素研究的深入开展，CCK 在胆石的形成过程中所起的作用也逐步得到重视。CCK 是调节胆囊和胆管运动的主要生理性胃肠肽，具有直接作用于胆囊平滑肌而引起胆囊的强烈收缩，并能松弛奥狄括约肌，促使胆汁顺利排出，同时 CCK 尚有一定的促进胆管细胞分泌胆汁的作用。该方通过促进 CCK 的分泌，有利于结石的排泌。另外也为中药治疗胆石症的机制提供新的思路。亦曾有实验者认为单味药虎杖具有促进 CCK 分泌的药理作用。那么是否存在更强的具有促进 CCK 分泌的单味中药或复方制剂，尚有待进一步的深入研究。

七、胃黏膜脱垂

胃黏膜脱垂症是由于胃幽门处的黏膜过于松弛、肥厚、冗长，在胃蠕动收缩的同时，将该处的黏膜推送挤压，使其脱离原来的位置而垂入十二指肠引起的。胃黏膜脱垂入十二指肠，就导致这部分黏膜被幽门括约肌紧紧地约束住了（嵌顿），从而使局部充血、水肿、糜烂而产生相应的症状。胃黏膜脱垂症的主要症状是上腹部疼痛，多在饭后发生，常呈阵发性。疼痛有两个特点，一是右侧卧位时，由于重力原因，疼痛加重；二是疼痛没有明显的周期性和节律性，这一点有别于消化性溃疡。此外还常伴有上腹部胀满不适、嗳气、烧心等；严重时可出现暂时的幽门梗阻现象，表现为恶心呕吐。

　　胃黏膜脱垂的症候群，属于中医学的"胃痛"，"肝郁"，"呕吐"，"反胃"等范畴。中医学认为：经常饮食不节和抑郁，易引起肝胃不和，导致胃中郁热和湿滞，影响脾胃升降，且以虚中夹实居多，故重用四逆散治疗热郁于里的腹痛，气不得降的腹胀。方中四药益气提升而不燥，获效较为满意。

　　【临床应用】

　　李氏[8]用四逆散加减治疗慢性胃黏膜脱垂9例，通过X线钡餐检查证实，均获佳效。采用四逆散加减治疗：柴胡、枳实、白芍各20g，甘草15g，党参、白术、茯苓、海螵蛸、半夏、黄连各10g，藿香15g。加减：便秘者加瓜蒌20g；胃痛不止者加甘松15g；呕吐不止者加柿蒂20g、代赭石20g；腹胀明显者加石菖蒲20g、大黄6g、沉香10g。每日1剂，水煎取汁300ml，分2次温服。7剂为1个疗程，治疗3~4个疗程后观察统计疗效。治疗结果：经上述方法治疗21~28天后，统计疗效。痊愈（胃部不适、疼痛及其他症状消失，X线检查：胃黏膜回复）8例；好转（胃部不适，疼痛及其他症状明显减轻）1例。1年后随访，未见复发。

　　【病案举例】

　　王某，男，30岁，2002年6月2日就诊。患者诉2年前发现胃部不适，时有疼痛，曾用多种西药及中药，未得到缓解。近日因疼痛剧烈，寝食不安，精神不振来就诊。诊见：腹部叩诊呈鼓音。自诉每在食后或右侧卧位时疼痛加剧，但无规律性，腹胀，嗳气，泛酸，反胃，恶心，呕吐，时吐苦水，舌苔薄黄而腻，脉弦。X线钡餐检查为胃黏膜脱垂。中医辨证属肝郁犯胃，治拟疏肝和胃法。基本方加柿蒂20g、甘松15g、石菖蒲20g，连服4周，症状全部消失，X线钡餐检查胃黏膜脱垂回复，随访1年未见复发。[8]

八、阑尾炎

　　阑尾炎分急性和慢性两种。急性阑尾炎可在各种年龄发生，发病率以青年人为最高。主要症状是腹痛，多半开始在脐周围、上腹部疼痛，以后逐渐加剧，经数小时后疼痛转移至右下腹部，腹痛性质变为持续性。剧痛时可伴有恶心呕吐、发热、食欲减退。大多数病人均有一个明显的阑尾压痛点。阑尾一旦穿孔，引起腹膜炎时，可出现右下腹或全腹肌紧张，压痛和肌紧张在诊断急性阑尾炎上也有一定意义。中医对阑尾炎成因记载较详，概述之，不外寒温不适，饮食失节，跌仆损伤，急暴奔走，导致大肠瘀气血瘀滞，湿热内生，积于肠中而发。证分痈成、未成、有脓、无脓，治有大黄牡丹皮汤、薏苡附子败酱散等方，历代医家于此方经过长期的临床实践，更加充分发挥，至今仍不失为治疗肠痈的有效方。但从临床所见，病发有男女之分，体质有强弱之别，症候有寒热虚实之异，并有个别患者，脉症合参，寒热之症并不明显，病期划分亦不典型，既无洪数之脉，亦无燥裂之苔，只感腹痛阵作，或有寒热，舌苔如常，脉或弦或涩，临证实不能决，虑其方药的寒热有过病所，邪去正损，病体难复。

【临床应用】

赵氏[9]采用四逆散加味治疗阑尾炎 28 例，经临床观察，收到满意效果。方药组成：柴胡、枳壳 20g，白芍 30g，木香、川楝子各10g，黄连、甘草各 6g。加减运用：发热、口干欲饮，脉数，舌红苔黄，加金银花、公英各 30g，连翘 15g；身重体倦，纳呆脘痞，口干不欲饮，舌苔厚腻，脉沉缓，加苍术 15g、苡仁 18g；脘胁满闷胀痛，嗳气，脉沉弦，加青皮 10g、香附 12g；右下腹痛如锥刺，舌质紫暗，脉沉涩，去白芍，加赤芍 20g、桃仁 15g、延胡索 10g；便秘加川军10g（后下）、芒硝 10g；恶心呕吐，加陈皮、半夏各 10g，赭石 12g；纳呆加鸡内金 10g，焦山楂 15g。水煎，2 次分服。疗效观察：本组28 例中，治愈 25 例，3 例因化脓转外科手术。愈后复发者 4 例，总有效 89%，服药最少者 5 剂，最多者 24 剂。

按：用四逆散加味治疗，巧中病机，方药不偏寒热，祛邪不损正气，而能病去正复。方中柴胡透热解郁，和解表里，达邪外出，并能疏理气机；枳壳理气宽中，泄热下气，清积导滞，二药相合，解表和里，升清降浊，理气泄热导滞。芍药敛阴，和营止痛，甘草益气缓急，芍、甘同用，可缓急解痉，和中止痛。木香行气，助枳壳理气导滞止痛。黄连清热解毒，泄火燥湿。川楝子泄热止痛。诸药合用，共具理气和血，清热除湿，使瘀滞之血、内积之湿热得除。四逆散加味对于肠痈初、中期非手术治疗的患者，尤其对寒热症不典型，温散攻下不相应者，效果更著，且未有不良反映，亦补古方之不足。无论偏热、偏湿、气滞三者皆可用之，无论急性、慢性均可服。急性服三五剂即可治愈，慢性服三五剂可见显效，愈后复发时，仍可再服此方。

九、慢性乳腺炎

乳腺炎是发生于乳房部的一种急性化脓性疾病，多见于哺乳期妇女，以初产妇为多见，好发于产后 3～4 周。临床表现为乳房结块、肿胀、疼痛，甚至局部皮肤红热、搏动样疼痛、全身发热、寒战等症状。在急性期由于使用寒凉药物太过，或应用大量的抗生素后，形成难以消散的微痛性肿块，而致慢性乳腺炎。用四逆散加减治疗取得满意效果。

【临床应用】

李氏[10]等应用四逆散加减治疗慢性乳腺炎，疗效满意。药物组成：柴胡 12g，赤芍 12g，枳实 10g，甘草 6g，鹿角霜 10g，穿山甲 10g，桂枝 6g，皂刺 15g。若病程较长，肿块较硬，难于消散者，加三棱 10g，莪术 10g。水煎 2 次，早、晚分服，日 1 剂。治疗结果：本组 23 例病人中，应用四逆散加减治疗后，肿块全部消失，疼痛消失；治疗时间最长 12 天，最短 5 天。随访情况：治疗 23 例病人中，随访半年，乳房未再发现肿块，说明四逆散加减治疗慢性乳腺炎疗效稳定、持久。

【病案举例】

刘某，女，29 岁，产后 45 天，右侧乳房突发红肿热痛，伴高热，在某厂医院就诊给青霉素静脉点滴 4 天（常规用量用法），中药煎服（具体不详），乳房红肿胀痛、发热诸症缓解。但右侧乳房有约鸡蛋大小肿块未消散；又口服头孢氨苄胶囊 7 天，肿块无明显变化，检查见右乳房外上有约 4cm×4cm 大小的肿块，质韧，边界不清，触之微痛，皮肤色泽正常，舌质红，苔薄白，脉弦缓。证属慢性乳腺炎，方用四逆散加减治疗，药用柴胡 12g，赤芍 10g，枳实 10g，鹿角霜 10g，穿山甲 10g，桂枝 6g，皂刺 15g，三棱 10g，莪术 10g，甘草 6g。每日 1 剂，水煎服。服药 5 剂后，肿块明显缩小。又连服 5 剂，肿块全部消失，乳汁通畅且较前增多。[10]

按：乳腺炎是乳腺门诊的常见病及多发病，临床上以急性乳腺炎为多见。对于慢性乳腺炎，即使在诊断清楚的情况下采用抗生素治疗也无明显的疗效。本病属中医乳痈范畴，多由于急性期使用大量的寒凉药所致。妇女产后六脉空虚，气血亏损，正气不足，用药不慎则易伤正气。寒性凝滞、寒性收引，寒性药物使用过量，寒客脉中则气血不通，气血为寒邪凝闭阻滞，日久形成难以消散的肿块。临床表现：局部皮肤微红或正常，肿块质硬，边界不清，疼痛或不痛，舌质淡，苔薄白，脉沉缓。根据其症状特点，应属阴证范围，证属肝郁气滞、血虚寒凝、痰郁互结。治宜疏肝理气、温阳消肿。方中柴胡芳香疏散，可升可散，既可升举清阳，又可疏泄肝气，解郁散结；赤芍善走血分，散瘀止痛；枳实破气消积，化痰散结；鹿角霜味咸性温，益肾助阳，又有温补内托之功；穿山甲性善走窜，功专行散，内通脏腑，外透经络，直达病所，有通经下乳、通络搜风、消肿溃痈之功，痈疽肿毒未成者可消，已成者可溃；桂枝性温，辛温发散，甘温助阳，可行里达表，温通阳气，流畅血脉，温通经络，温通血脉；皂刺辛散温通，消肿托毒，未成脓者能消，已成脓者可溃；甘草调和诸药，全方共奏疏肝理气、温阳消肿之功，使肿块消、病痊愈。

十、急腹症

急腹症是指一组以急发腹痛为主要表现的腹部外科疾病，种类很多，表现多样，但有一个共同的特点，即变化大，进展快，若延误时间就会给病人带来严重的后果，故要引起重视。根据腹部脏器的性质和病变的部位，急性腹痛一般分为四类：①空腔脏器病变（胃、肠、胆囊、膀胱、子宫等为空腔脏器），这些脏器有病变，除了出现所在部位的疼痛外，疼痛的性质多为阵发性、痉挛性的。如胃和十二指肠溃疡病为上腹部周期性、节律性疼痛，常伴有反酸及嗳气，进食或服碱性药物可缓解；急性阑尾炎开始为上腹阵痛，以后转移到右下腹，常伴有发热；急性肠炎除了脐周阵发性疼痛以外，常伴有腹痛及呕吐；胆囊炎、胆结石为右上腹阵发性绞痛，向右肩部放射，常伴有呕吐、黄疸及发热；膀胱结石为下腹部阵发性绞痛，常伴有血尿和尿频、尿急、尿痛等症状；机械性肠梗阻为脐周阵发性绞痛，常伴有呕吐粪样流体，无排便及排气，腹部可见肠型或肠蠕动波；异位妊娠为单侧下腹部撕裂样痛，逐渐延及全腹部，见于育龄妇女有停经史或不规则阴道流血史，伴有不同程度的昏厥及休克。②实质性脏器病变腹部实质性脏器发病率较高的是肝、胰和肾，多为所在部位腹部持续性痛，但可阵发性加剧。如肝痛时为右上腹持续性隐痛，常常伴有黄疸和食欲下降；急性胰腺炎主要表现在上腹呈带状持续性，好发于饱餐及酒后；肾结石为患侧腰部持续性绞痛，常沿输尿管放射，伴血尿、尿频和尿急。③腹膜病变（主要为腹膜炎）常继发于阑尾炎、溃疡病、胆囊炎穿孔、急性胰腺炎等。常在原有腹痛基础上，疼痛突然加剧，并扩展至全腹部，呈持续性，呼吸、咳嗽和转动身体均使腹痛加剧，常伴有面色苍白、四肢发凉、出冷汗等休克症状，病人取两腿弯曲的平卧位，全腹均有压痛及反跳痛，腹部呈现板状强直。④肠系膜病变主要是肠系膜供血不足，多见于动脉硬化、肠系膜血管炎造成组织局部缺血及肠管功能障碍引起腹痛，疼痛好发于餐后，持续半小时左右，一般可自然缓解。袁氏[11]应用四逆散治疗急腹症，疗效颇佳。

【病案举例】

1. 尿路结石：蒋某，男，29岁，1968年4月9日初诊。诉患输尿管结石症9个月，近日复发。患者于1967年7月16日因左下腹部疼痛，在某医院住院治疗，X线摄片发现左输尿管下段结石（1.2mm×0.8mm×0.4mm）；经中西医结合总攻排石5次，结石下移，因天气酷热，暂停总攻疗法，门诊随访。查患者腹痛甚，尿频急痛，面红，苔黄，脉弦。诊为淋证（石淋），辨证属气血阻滞、湿热蕴结、沙石积聚，治拟理气活血、清热除湿、排石通淋。处方：柴胡、赤芍、白芍、枳实、黄芩各12g，金钱草24g，车前子18g，黄柏、甘草各9g。3剂，水煎服，日1剂。服1剂后，排尿时有明显阻塞感，小便点滴难出，自己触及阴茎根部有块状物。服完2剂，排尿时冲出结石1枚，诸症若失。腹部X线摄片报告：原左输尿管下端结石已消失。[11]

2. 急性肠梗阻：龙某，男，72岁，1987年10月6日初诊。诉胃脘及腹痛，呕吐，肠鸣，便结，尿涩2天。1987年4月6日因急性阑尾炎、弥漫性腹膜炎住本院行阑尾切除、腹腔引流术。患者现舌红苔微腻，脉弦紧，查全腹压痛，以左侧腹尤甚，无反跳痛及肌紧张，肠鸣音亢进；血白细胞 $12.8 \times 10^{12}/L$，中性 78%，淋巴 22%，血红蛋白 120g/L，红细胞 $3.8 \times 10^{12}/L$；腹部透视上腹部有一约 6～8cm 之液平面，气柱低，其他未发现异常。诊为急性粘连性肠梗阻，在门诊部观察室静脉点滴 5% 葡萄糖注射液 1000ml，0.9% 氯化钠注射液 500ml 加入 10% 氯化钾 20ml、维生素 C 3g。患者及家属要求服中药治疗，余诊为关格、肠结，证属气血阻滞、湿热蕴结、腑气不通，治拟理气活血、清热除湿、开结通下。处方：柴胡、白芍、枳实、黄芩、木香、苍术、厚朴、陈皮各 12g，大黄（后下）、甘草各 6g。每2天服3剂。10月9日复诊：述服药1周时始有较大量腹泻约7次，小便增多，呕吐消失，惟胃脘及腹部仍有隐痛，肠鸣音低，嗳气，舌红，苔薄黄，脉紧。原方继进3剂（大黄减半），日1剂，水煎服。10月12日三诊：述大便日一二行，基本成形，矢气频转，小便频数、量多，食后腹微隐痛，舌淡红苔薄黄，脉缓，血常规正常，腹部 X 线透视阴性。继予理气活血、健脾除湿法以善后。[11]

按：急腹症用四逆散治疗屡有报道。就其思路与方法言，常见急腹症皆可运用四逆散通治之。四逆散由柴胡、芍药、枳实、甘草组成，尤善调肝（胆）脾（胃），此正是急腹症所累及的主要脏腑。该方具有理气、活血、清热、通下之功效，而治疗急腹症总的原则是"通"。"通"的含义很广，诚如《医学薪传》所言："夫通则不痛，理也，但通之之法，各有不同。调气以活血，调血以和气，通也；上逆者使之下行，中结者使之旁达，亦通也"，"若必以下泄为通，则妄矣"。常见急腹症因病变脏腑不同，临床表现也各不相同，故应以该方随症加减治之。急性阑尾炎加大黄、丹皮、败酱草、薏苡仁、金银花、蒲公英；急性胆囊炎、胆石症加黄连、黄芩、龙胆草、苦楝子、延胡索、金钱草、鸡内金、郁金；胆道蛔虫症加乌梅、川椒、黄连、苦楝皮、使君子、大黄、槟榔；急性胰腺炎加黄芩、黄连、芒硝、大黄、苦楝子、延胡索、木香、茵陈蒿；急性肠梗阻加大黄、芒硝、莱菔子、木香、槟榔、厚朴、陈皮、黄芩；溃疡病穿孔加黄连、黄芩、大黄、蒲公英、白及、三七、乌贼骨、浙贝母；尿路结石加金钱草、鸡内金、石韦、滑石、木通、车前子、萹蓄、瞿麦。

十一、术后腹胀

腹部手术后腹胀是由于胃肠道穿孔、异位妊娠破裂出血、肠道感染、毒素吸收、疾病本身使肠管缺血坏死，以及术前准备、技术操作、术中损伤、术后护理、年龄、性别、体质等综合因素导致胃肠道蠕动受抑制，引起肠腔内积液积气，使患者自觉术后不适。一般情况下鼓励患者下床活动，流质饮食，纠正低血钾，可改善症状。为了减轻患者痛苦，及时恢复胃肠功能，预防肠粘连，应用《伤寒论》中的四逆散治之可获良效。

【临床应用】

吕氏[12]应用四逆散加减治疗术后腹胀 98 例，方法：对照组常规抗感染、支持、纠正水电解质失衡，术后 48 小时补钾，鼓励患者下床活动（除外腹股沟斜疝），流质饮食。治疗组在对照组治疗的基础上配合内服四逆散，每日 1 剂，分多次服。基本方：炙甘草 6g、枳实 6g、柴胡 6g、白芍 6g，其量随症酌情加味：脾胃虚弱者加党参、白术、山药；胃脘胀满、呃逆者加佛手、砂仁、苏梗；肝气不疏者加香附、乌药；脾胃虚寒者加桂枝、炮姜；血瘀者加延胡索、蒲黄；血虚者加阿胶、紫河车。食滞者加神曲、麦芽、山楂。两组均术后 3～5 天开始治疗。结果：两组临床症状均有改善，但治疗组症状改善优于对照组，其时间差异有显著意义（$P<0.05$）。两组临床术后 1 年访视复查发生肠粘连情况比较，治疗组明显低于对照组。

按：阳郁厥逆证缘于外邪传经入里，气机为之郁遏，不得疏泄，导致阳气内郁，阴阳气不相顺接，如李中梓云："此证虽云四逆，必不甚冷或指头微温或脉不沉微，乃阴中涵阳之证，此惟气不宣通，乃为阴冷"。肝气郁结，疏泄失常，木郁乘土，故见胁肋胀痛，脘腹胀满之症，故用四逆散疏肝理脾、调畅气机之法。方中柴胡入肝胆，升发阳气，疏肝解郁为君药；白芍敛阴养血柔肝为臣；佐以枳实理气解郁破结，与柴胡为伍，一升一降加强疏畅气机之功，共奏升清降浊；配白芍酸甘化阴，缓急止痛。

十二、痔病

痔是指直肠末端黏膜下和肛管及肛缘皮下的静脉丛瘀血曲张，扩大形成柔软的血管瘤样病变。据痔的部位而分为外痔、内痔、混合痔等。发作时有便血、疼痛、脱肛和坠胀等。中医认为，痔病的发生与全身因素有关，是由于饮食不节、便秘、腹泻、妊娠等原因导致湿热下注，气血瘀带，蕴结魄门，筋脉横解，冲突而为痔；湿热下注，血热妄行，血不循经或泄泻便秘，临厕努挣，肠络损伤则出血。血瘀不通则疼痛坠胀。治疗常以活血化瘀、清热利湿、凉血止血等为治疗原则。痔疮一病，肿痛和出血是其主要症状，改善此症状是其治疗的主要目的。一方面，患者由于湿热下注，脾胃损伤，或血瘀经脉，气机郁滞日久而影响肝气的运行，气机不畅以致肝气不疏，进一步加重肿痛出血。另一方面，疼痛使患者心情郁闷，又致肝脏更失疏泄，形成恶性循环。因此，在治疗中应在活血化瘀、祛风利湿、凉血止血的同时，配合疏肝、理气、解郁之法，使肝气疏达，气血调畅，肿痛出血等症状自能迅速消除。此外，TDP 照射能促进局部血液循环，与中药坐浴相配合，起到事半功倍，相得益彰的作用。四逆散出自《伤寒论》，是疏肝理气解郁的常用方，方中柴胡疏肝解郁、和解退热、透邪升阳，白芍敛阴养血，枳实下气破气泄热。药理研究表明，四逆散具有消炎、止痛、缓解平滑肌痉挛，扩张血管等作用。

【临床应用】

金氏[13]应用五倍子汤合四逆散加减外洗治疗痔病 252 例，获满意临床疗效。方药组成：五倍子 15g，荆芥 12g，桑寄生 12g，朴硝 10g，莲房 12g，枳实 12g，柴胡 15g，杭芍 12g。上药先加水 500ml，浸泡 15 分钟，煎煮 20 分钟，取药汁 300ml，再加水 500ml 煮 30 分钟，取药汁 200ml；再次过滤药汁混均后倒入容器保存备用。每次取药汁约 80ml 置坐浴盆内，再取温水 400ml 稀释药液，然后将患处浸入药液之中，尽量放松肛门，使患处充分与药液接触，每次浸泡 20 分钟，一日 2 次。每次坐浴后照射 TDP 治疗 15 分钟。若炎性外痔或内痔嵌顿外不能回纳者，坐浴水温可稍高（约 50℃左右），先用小毛巾于药中浸湿后热敷患处，并可做轻轻按摩，待水温降低至能耐受后再浸入药中坐浴。用药期间勿食辛辣刺激食物，保持大便通畅，且坐浴前必须排净大便。7 天为 1 个疗程。治疗结果：治疗 2 个疗程之后显效 172 例，占 68.25%；有效 69 例，占 27.38%；无效 11 例，占4.37%，总有效 95.6%。

【病案举例】

张某，女，33 岁。既往有痔疮病史 5 年余，近日因饮食不慎而至泄泻，大便 4~5 次/日，又因临厕努挣，感肛门外突起肉状物，不能回纳，肛门疼痛异常，坠胀不适。自用"马应龙麝香痔疮膏"外用 2 天，疗效不佳，故到我院诊治。专科检查见：肛周外形不整，肛门外 11~1 点、3~5 点、7~11 点分别见 1.5cm×2.0cm 大小肉状突起物，水肿充血、质硬，触痛明显，肛管齿线上下 1、3、7、11 点位各见 1cm×1cm 大小的痔变突起物，充血。诊断为：①炎性混合痔。②嵌顿性内痔。给予五倍子汤合四逆散水煎坐浴，配合 TDP 照射治疗。2 天后自感肛门疼痛减轻，坠胀消失，水肿充血明显减轻，脱出部分回纳。1 周后全部症状消失；痔核缩小并全部回复入肛内，随访1 个月未复发。[13]

按：五倍子汤源自《肠科选粹》，是痔科常用之方。方中五倍子能收敛止血，降火解毒；朴硝泻热软坚通便。荆芥驱风理血，莲房消瘀收敛，桑寄生驱风胜湿。五倍子汤具有抗炎、镇痛、止血的作用。因此，在五倍子汤中加入疏肝理气解郁之剂，能达疏肝理气解郁、活血化瘀、清热利湿、凉血止血、消肿止痛的功效，总有效率 95.6%。尤其对炎性痔疗效比较迅速明显，对肛裂、嵌顿痔、血栓痔的疗效初期虽没有炎性痔明显，但通过第二疗程治疗也能取得满意疗效。五倍子汤合四逆散加减外洗，结合 TDP 照射治疗痔病，特别适用于惧怕手术治疗，或年老体弱，兼有内科疾病等有手术禁忌证者。其见效快、疗效高、方便简单、经济实惠，且临床治疗中，患者普遍反映使用本洗液感舒爽，并对肛门瘙痒、肛窦炎、内痔脱垂、排便不尽感及痔瘘术后肿痛、出血、减少分泌物等有不同程度的疗效。

十三、癌性疼痛

癌性疼痛多见于疾病的晚期，患者全身情况较差，疼痛敏感，同时伴有精神情绪及营养不佳，应用麻醉性止痛剂对调整全身的功能恢复不利。四逆散方中加入陈皮、半夏可增强其止痛安中、调整胃肠道功能，缓解痉挛，提高痛阈，有助消化、促排泄的功能，可治疗胃肠道各种器质及功能性疾患引起的腹痛、腹胀、大便不畅以及自主神经功能紊乱等疾患。四逆散加陈皮、半夏的止痛效果则是在调整胃肠道及全身功能的基础上发挥作用的，故疗效稳定，持续时间长，使患者的生存质量明显提高。

【临床应用】

汤氏[14]用四逆散加陈皮、半夏观察治疗消化系统肿瘤性疼痛患者 13 例，疗效满意。治疗方法：在对症治疗的同时，口服四逆散加陈皮、半夏制剂，方中药物用量均按原方比例严格配制为颗粒剂，每天 7.5g，分早、中、晚 3 次口服。根据体质及服药后反应适当增减剂量，最大量每日 15g。结果：应用四逆散加陈皮、半夏方后，积分 >15 分 3 例，>10 分 5 例，<10 分 5 例。所有接受中药治疗者均无副作用及特殊反应。

【病案举例】

某患，男，52 岁，1998 年 8 月因便血经检查诊断为直肠黏液性腺癌，行根治术后肛门重建，1999 年 3 月，复查又发现结肠部位有转移病灶，而接受放化疗。患者表现为腹痛，腹胀，心理负担重，食欲不佳，睡眠差，体力不支，应用中药之前持续给予癌性疼痛治疗剂徐放锭（麻醉止痛剂）30mg，1 日 3 次，停服则病势依旧。给予中药四逆散加陈皮、半夏浓缩颗粒剂，每天 7.5g，分 3 次于早、中、晚饭前冲服，1 周后症状改善，疼痛减轻，食欲、睡眠均好转。停服徐放锭，患者连续服四逆散加陈皮、半夏制剂 8 周，随访无疼痛，情绪稳定，饮食及二便均正常。[14]

十四、胆囊摘除术后黄疸

黄疸是胆囊摘除术后的常见并发症之一，大多可自行消退。但有小部分患者由于手术创伤、术后感染等因素，导致术后黄疸持续不退。据临床观察，该类病人都存在着湿热、肝郁、血瘀的病理基础，从而导致胆汁不循常道，外溢肌肤出现黄疸，故治以清利湿热、疏肝理气、化湿解郁取得较好疗效。

【临床应用】

李氏[15]应用茵陈四逆散治疗胆囊摘除术后黄疸持续不退 7 例，组方：茵陈 30~60g，生大黄 5~10g（后下），生山栀、金钱草、芍药各 15g，柴胡 12g，枳实 10g，甘草 6g。伴疼痛者加延胡索 15g、川楝子 10g，伴发热者加虎杖、龙胆草各 15g。水煎服，每日 1 剂。视病情需要服药 10~20 天。结果 7 例中，痊愈 1 例，显效 4 例，好转 2 例，转氨酶降至正常 2 例，明显下降 2 例。治疗前总胆红素与治疗后相比较，$P<0.05$，有显著差异。

【病案举例】

张某，女，42 岁，1994 年 4 月 2 日因胆囊多发结石行胆囊摘除术，术后 33 天黄疸持续不退，尿黄，皮肤瘙痒，右胁隐痛，低热，纳差，大便干结，总胆红素 340μmol/L，谷丙转氨酶 70U/L，曾静脉点滴能量合剂、肝安、口服消炎利胆片、联苯双酯等无效，遂求中医会诊。诊见面目俱黄，时太息，舌红苔黄厚腻，脉弦滑数。辨为湿热夹郁，遂以茵陈四逆散加减，处方：茵陈 60g，生大黄 10g（后下），柴胡 12g，金钱草、生山栀、延胡索、龙胆草、芍药各 15g，枳实 10g，甘草 6g。服药 4 剂，大便呈稀糊状，每日 3~4 次，黄疸瘙痒轻，腹痛低热消失，食欲好转，即以上方减茵陈为 30g，大黄 5g（后下），继服 7 剂后黄疸消退，皮肤瘙痒消失，舌苔转为薄黄腻，复查总胆红素、转氨酶已接近正常。维服 5 剂后复查总胆红素和转氨酶均降至正常。1 年后随访未再出现黄疸。[15]

按：本方的两个基本方出于《伤寒论》，茵陈蒿汤为清热利湿退黄第一方，四逆散疏肝解郁理脾，以"先安未受邪之地"，达到顾护后天之本的作用。药理研究证实，茵陈蒿汤中茵陈用量宜大，其具有增加胆汁分泌的作用，与栀子合用能促进胆囊收缩，与金钱草合用具有协同退黄作用。大黄亦有较强的利胆作用，并能降低十二指肠平滑肌张力，促进肠蠕动。动物实验亦表明，茵陈蒿汤对肝损伤有防治作用，能使动物肝细胞内糖原含量增多，增强胆红素的代谢能力，并能降低血清转氨酶。四逆散具有明显的利胆、保肝作用，可降低转氨酶、降低血胆红素，使尿胆红素排泄增加。二者又均有抗炎、镇痛、解痉作用。这可能是茵陈四逆散治疗胆囊摘除术后黄疸持续不退的机制所在。

参考文献

[1] 李祥林，南晋生. 畅达治疗胆囊术后综合征临证经验. 山西中医，2000，16 (1)：41

[2] 周绍海. 黄连解毒汤合四逆散治疗颈痛背痛. 湖北中医学院学报，2002，4 (3)：47

[3] 朱大明. 加味四逆散治疗胆道蛔虫症. 世界今日医学杂志，2001，2 (3)：272

[4] 杨育同. 加味四逆散治疗乳腺增生病. 山西医科大学学报，2000，31 (5)：413

[5] 玉兆芬. 加味四逆散治疗乳腺增生症 110 例. 江西中医药，2008，39 (3)：41

[6] 李杰. 栝蒌薤白汤合四逆散治疗胸胁外伤顽固性疼痛 126 例. 浙江中医杂志，2004，39 (8)：336

[7] 徐建军，陈建永，潘锋. 四逆散加减治疗胆石症疗效观察. 中国中西医结合消化杂志，2006，14 (4)：264

[8] 李莹. 四逆散加减治疗胃黏膜脱垂 9 例. 河北中医药学报，2004，19 (1)：20

[9] 赵德平. 四逆散加味治疗阑尾炎 28 例. 安徽中医临床杂志，1996，8 (5)：225

[10] 李云霞，梁东升. 四逆散加味治疗慢性乳腺炎 23 例. 河南中医，2007，27 (5)：78

[11] 袁孔仁. 四逆散治疗急腹症举隅. 中国中医急症，2002，11 (5)：414

[12] 吕好学. 四逆散治疗术后腹胀 98 例临床观察. 中医医学理论与实践，2006，16 (12)：1453

[13] 金勇，邢占敏. 五倍子汤合四逆散加减外洗治疗痔病 252 例疗效观察. 中华当代医学，2005，3 (2)：35

[14] 汤岳龙. 四逆散加味治疗肿瘤疼痛 13 例. 国医论坛，2002，17 (1)：7

[15] 李俊. 茵陈四逆散加减治疗胆囊摘除术后黄疸 7 例，四川中医，1997，15 (2)：27

第三章

妇 科 病 证

一、妇女更年期慢性胃炎

更年期综合征是指妇女在围绝经期或其后，因卵巢功能逐渐衰退或丧失，以致雌激素水平下降所引起的以自主神经功能紊乱代谢障碍为主的一系列症候群。由于更年期是性激素在体内发生明显改变的阶段，因此有些人一下子不能适应如此变化，会出现下列不适症状：月经周期紊乱、忽来忽隐、经量不一，并逐渐减少；情绪急躁、易于激动、心慌意乱、思想不集中、喜怒无常；面部潮红、经常出汗、头痛、心悸；血压升高、关节酸痛、体型发胖等。慢性胃炎的表现属于中医"胃痛"的范畴，而女性时值更年期，天癸将竭，肾气、精血不足。病在胃，关乎肾。肾之阴阳失调又必然影响其脾胃病理改变，仅从脾、胃、肝论治，实乃治标之举。只有主以益肾，辅以疏肝、健脾、益胃，才是治本之法。

【临床应用】

楼氏[1]采用二仙四逆散治疗妇女更年期慢性胃炎54例，取得满意疗效。全部病例均予二仙四逆散为基本方辨证加味治疗。基本方：淫羊藿 20g，仙茅、巴戟天、当归、知母、黄柏、柴胡、枳壳、炙甘草各10g，生地黄、熟地黄、生白芍各30g。辨证加味：肝气犯胃者重用生白芍至60g，加川芎、制香附、陈皮、木香、郁金；肝胃郁热者加丹皮、焦山栀、生黄芩、生白术、白茯苓、蒲公英；湿热中阻者加瓜蒌皮、姜半夏、川连、蒲公英；寒热互结者加干姜、半夏、川连、黄芩；脾胃虚弱者加香砂六君丸或补中益气丸，虚寒者加黄芪建中汤；胃阴亏损者加沙参、麦冬、玉竹、石斛等；嘈杂易饥偏湿热者，加蒲公英、川连、焦山栀；偏阴血不足者，重用生白芍，加乌梅、石斛、沙参；嗳气属胃气上逆者，加半夏、厚朴、陈皮，由肝气犯胃者，加制香附、佛手片、八月札、白蒺藜、炙枇杷叶，因冲气上逆者，加乌药、沉香，或重用茯苓，或加桑白皮、川楝子、生黄芩、姜半夏；心烦失眠属实火者，加焦山栀、丹参、川连，偏阴血不足者，加淮小麦、大枣、炒枣仁；夹瘀血者加失笑散、丹参、茜草等。每日1剂，水煎服。全部病例经1~3个月治疗后，54例全部有效，其中33例显效（临床症状消失。胃镜复查结果：萎缩性胃炎者，程度由重转轻，或转为浅表性胃炎；浅表性胃炎者，程度由重转轻。随访1年，未再复发）。21例有效（临床症状消失。随访1年，未再复发。但未作胃镜复查）。

【病案举例】

寿某，女，51岁。2001年9月19日初诊：自诉于1996年5月起出现胃脘部胀痛，同年7月在某省级医院经胃镜检查，诊断为中重度萎缩性胃炎，HP（＋＋＋）。先后服用多种中西药治疗，但效不显。诊见胃脘胀痛，嘈杂易饥（每天24小时内需用餐8次），腹痛泄泻，大便日行6次以上，舌苔边薄根腻中剥、舌质紫暗，脉弦细数。证属肾阴阳两虚，肝气横逆脾胃，脾胃失运而湿热中阻。遂予二仙四逆散，重用生白芍至60g，加瓜蒌皮、姜半夏各10g，川连6g，党参30g，炒延胡索、蒲公英各20g。每日1剂，水煎分2次温服。服至20剂，胃脘胀痛除，嘈杂易饥偶作，胃纳渐馨，神疲肢倦较前好转，惟大便溏而日行3次，夜寐不安。宗上方去瓜蒌皮、姜半夏、川连、炒延胡索，加生白术、茯苓、淮小麦、防风。再服20剂而大便趋向正常，夜能入睡，续以基本方加党参、蒲公英续服，以资巩固。2001年12月20日经胃镜复查为浅表性胃炎，HP（－）。随访1

年，未再复发。

二、排卵障碍性不孕症

排卵功能障碍是女性不孕症的重要原因之一。根据对月经周期中阴阳消长规律的认识，可将月经周期划分为经后期（阴长）血海空虚，经间期（氤氲的候期阴转阳），经前期（阳长），行经期（阳转阴）。肾气充而冲任二脉阴阳气血顺时转化是卵泡发育成熟排出的基础，肝主疏泄是维持气机畅达促使阴阳转化的枢纽。因此，排卵障碍性不孕症的治疗关键在于补肾与疏肝，循期调治，顺势用药。

【临床应用】

张氏[2]应用归肾丸合四逆散治疗本病 59 例，收效满意。治疗方法：经后期（月经第 5 ~ 11 天）用归肾丸加味：熟地黄 12g，山茱萸 10g，山药 12g，茯苓 15g，枸杞子 10g，菟丝子 12g，续断 12g，甘草 6g。经间期（月经第 12 ~ 16 天）用四逆散加味：柴胡 12g，枳实 12g，赤芍 12g，桃仁 12g，红花 12g，川牛膝 10g，急性子 10g，甘草 6g。经前期（月经第 17 ~ 28 天），用归肾丸加味：熟地黄 12g，山茱萸 10g，淮山药 12g。茯苓 15g，枸杞子 10g，菟丝子 12g，续断 12g，巴戟天 12g，黄芪 15g，甘草 6g。上述各期方药用法均为每日 1 剂，水煎，早晚分服，如患外感性疾病时停服。疗程根据服药后各项观察指标的变化决定，以受孕为止。加减：根据自觉症状、BBT 变化、B 超观察卵泡生长情况、宫颈黏液评分情况，酌情调整各期用药，嘱患者房事时间。卵泡生长缓慢，宫颈黏液评分 ≤9 分，卵泡最大直径 <14mm，增加经后期用药；卵泡直径 >23mm 而无排卵征象者，经间期用方（四逆散）加皂角刺、金铃子散促进卵泡破裂；月经周期 >35 天仍未来潮，BBT 显示单项，宫颈黏液评分 ≤4 分时，给四逆散合四物汤疏肝活血，催经调周期。合并输卵管阻塞者先治疗输卵管阻塞，再进行上述各期治疗。结果：59 例患者中治愈 38 例，好转 13 例，无效与中止治疗 8 例。总有效率为 86%。

【病案举例】

李某，32 岁，1998 年 7 月 3 日初诊，婚后 8 年未孕。患者月经 14 岁初潮，4 ~ 5/35 ~ 40 天，末次月经为 1998 年 6 月 28 日。曾在西医院诊断为无排卵性不孕症，用克罗米芬加绒毛促性腺激素及其他治疗1年无效，要求中医中药治疗。初诊时诉平素腰酸怕冷，白带量少，性欲低下，饮食及二便均正常。给予BBT监测及B超监测排卵观察1个月，于月经周期第16天B超监测见卵泡生长最大直径14mm后消失，BBT示黄体发育不良。完成上述检查，于月经周期第5天起开始治疗，归肾丸加味6剂，处方：熟地黄12g，山茱萸10g，山药12g，茯苓15g，枸杞子10g，菟丝12g，续断12g，甘草6g。每日1剂，水煎早晚分服。从月经第9天起隔日B超监测卵泡。复诊时（月经周期第11天）自诉白带量较前增多，余无特殊不适，舌淡红，苔白，脉滑，B超监测示左侧卵巢见卵泡14mm×16mm。仍给予前方中药3剂。再诊（月经周期第16天）诉：白带量多质稀，下腹坠胀不适，腰酸怕冷减轻，性欲增强，舌淡红，苔薄白，脉滑数。B超示：卵泡直径18mm×20mm，阴道分泌物结晶检查示羊齿状结晶，给予四逆散加味3剂，处方：柴胡12g，枳实12g，赤芍12g，桃仁12g，红花12g，川牛膝10g，急性子10g，甘草6g。每日1剂，水煎服，嘱隔日房事，并继以B超监测排卵，月经周期第18天卵泡消失，此前最大直径21mm×22mm。继续给归肾丸加味3剂，温补肾阳、益气养血、促黄体成熟，处方：熟地黄12g，山茱萸10g，山药12g，茯苓15g，枸杞子10g，菟丝子12g，续断12g，巴戟天12g，黄芪15g，甘草6g。复诊时BBT双相，维持高水平21天，经查尿妊娠试验阳性，诊为早孕。后孕足月顺娩一双胞胎女婴。[2]

　　按：《景岳全书》归肾丸以补肾养血为其功用特点，经后期血海空虚之时，本方滋补肝肾、调理冲任以助阴血生长；经前期阴盛阳长之时，应加强益气升阳之力，方中需加入补气温阳之药，以助阴阳转化。四逆散疏肝解郁，专以调治阳郁不升之证见长，经间期用本方加适量活血化瘀之品，可助阳和气、畅达气机、促阴转阳，促使卵子排出，达到受孕目的。

　　三、输卵管阻塞性不孕症

　　输卵管阻塞是不孕症常见的原因，约占女性不孕症的1/3。引起阻塞的原因如：宫内操作、生殖系统炎症、性病以及子宫内膜异位症等。另外，盆腔手术后粘连，可造成输卵管阻塞、扭曲而导致不孕；有的虽然输卵管通畅，但管壁坚硬，腔内纤毛破坏，亦影响孕卵输送而发生不孕。中医认为其主要病机是气血瘀滞，胞脉受阻，致两神不能相搏而不孕。有用四逆散化裁治疗输卵管阻塞性不孕症，获得良好效果。

【临床应用】

黄氏[3]采用输卵管通液及四逆散加味治疗输卵管阻塞性不孕症52例，疗效较佳。输卵管通液术：月经干净后3~7天，行输卵管通液，隔日1次，共3次，3个月为1个疗程。药物：①庆大霉素8万U、地塞米松5mg、α-糜蛋白酶400U加入生理盐水20~50ml。②尿激酶素1万U、异烟肼100mg加入生理盐水20~50ml。两组药物交替使用，药物注入速度为50ml/分钟，受阻时压力不超过3.3kPa。中药用四逆散加味，基本方：柴胡10g，枳实12g，赤芍12g，甘草6g，丹参30g，穿山甲10g，路路通20g，川楝子10g，王不留行20g，艾叶20g。加减：兼气滞血瘀者加延胡索15g、香附10g；兼寒凝血滞者加小茴香15g、台乌药10g；兼湿热壅阻者加金银花20g、蒲公英20g、红藤30g。水煎服，日1剂。结果：本组52例中治愈40例，治愈率76.92%。其中双侧阻塞不通者治愈8例，单侧阻塞不通者治愈16例，单侧通而不畅者治愈16例。

按：通液方法对子宫、输卵管有直接消炎，促进炎性水肿吸收的作用。应用加味四逆散化裁治疗，方中：柴胡、枳实、川楝子、丹参、艾叶疏肝解郁，活血通脉；当归、甘草、赤芍调经养血、活血，并补精益髓；配穿山甲、王不留行上行通乳，下行通经，有通输卵管作用，合路路通通关利尿，故助孕作用也相应增加。上述药合用有软化血管、抗血栓，抑制平滑肌痉挛，改善外周阻力，并能抗炎，抗病毒，增加免疫机制。因此，上述诸药配合不但可以改善输卵管功能，使变硬、扭曲之输卵管通畅，并能输卵助孕，改善输卵管局部炎症，与子宫输卵管造影协同，使输卵管阻塞性不孕症的治疗达到较理想的效果。

四、慢性盆腔炎

盆腔炎是女性盆腔生殖器官、宫旁结缔组织及盆腔腹膜炎症的统称。临床分为急性和慢性两类。女性生殖器官如子宫、输卵管、卵巢、宫旁结缔组织、盆腔腹膜等处发生慢性炎症，称"慢性盆腔炎"。往往由急性盆腔炎延误诊治，或治疗不彻底或患者体质虚弱，病程迁延演变所致或无明显急性发作史，起病缓慢病情反复所致。病灶局限于盆腔部位，但每每引起全身不适，严重的可影响妇女的正常生活、工作及夫妻生活，且反复发作，缠绵难愈。慢性盆腔炎又可引起带下病、痛经、月经不调、不孕等。临床中用四逆散加味治疗盆腔炎，可获良效。属中医"妇人腹痛"、"癥瘕"、"月经不调"、"不孕症"、"带下病"等范畴，为妇科常见病、多发病。急性盆腔炎多因"湿热瘀阻"引起，临床上用西医消炎治疗效果较满意。而慢性盆腔炎由于病程长、病情缠绵、病情演变复杂，复发率高等特点，单纯西医治疗常效果欠佳，用中医辨证治疗恰能弥补西医之不足，其治疗当以"调和肝脾、补气升阳、清热活血通络"为主；四逆散就是根据这一病机特点而发挥作用的。方中柴胡透郁升阳以舒郁，枳实下气破结，与柴胡合而升降调气，白芍养血升阳，与柴胡合而调肝理脾，与甘草合而酸甘止痛，生黄芪、熟附子益气温阳，毛冬青、丹参活血通络，白花蛇舌草清热解毒。诸药共用起到"调和肝脾、补气升阳、清热活血通络"的作用。用于治疗慢性盆腔炎正好切中病机，实为标本兼治，相得益彰，因而取得了较为满意的疗效。

【临床应用】

郝氏[4]应用四逆散加减治疗慢性盆腔炎 48 例，效果颇佳。组方为：治疗组以四逆散为基础方进行临症加减：柴胡 10g、枳实 10g、生白芍 15g、生甘草 10g、生黄芪 120g、熟附子 10g、白花蛇舌草 30g、毛冬青 15g、丹参 15g。加减：白带多而清稀者加白术、怀山药；伴赤带者加丹皮、生地、旱莲草；黄带者加黄柏、知母；腹痛偏寒者加小茴香、桂枝，疼痛剧烈者加炒延胡索、白芍加量，经前腹痛剧烈者加香附、益母草，伴腰部酸困者加川续断、杜仲，上药水煎服，每日 1 剂。对照组：用青霉素 400 万 U + 0.9% 氯化钠注射液

300ml＋0.2%甲硝唑注射液250ml，静脉点滴，日2次。两组病例在服药期间停用其他药，疗程均为10天。临床疗效：两组病例经治疗10天后，统计显示治疗组疗效明显优于对照组。远期疗效：两组分别给予巩固治疗2个疗程，对显效病例进行2年随访，获访16例，随访率60%，远期随访结果表明治疗组复发率27.2%，对照组复发率52.7%，两组对比差异显著（P＜0.05）。

姚氏[5]在临床中自拟加味四逆散配合中药灌肠治疗慢性盆腔炎36例，获效满意。治疗方法：口服方以自拟加味四逆散治疗，方药组成：柴胡10g、赤芍10g、香附10g、丹参20g、制没药10g、枳实10g、荔枝核15g、延胡索15g、川楝12g、土茯苓30g、败酱草30g、薏苡仁30g、黄柏10g、五灵脂15g、生蒲黄15g。水煎服，日1剂，15天为1个疗程。临床根据伴随症状的不同加减：经前乳胀加橘叶、橘核各10g；痤疮加丹皮10g；腰膝酸软加续断15g、杜仲15g、山茱萸15g、山药15g；偏寒加桂枝10g、吴茱萸10g；湿热瘀滞加红藤30g、忍冬藤30g；脾虚气滞加炒白术20g、木香10g。灌肠方：红藤15g，三棱15g，莪术15g，水蛭15g，昆布15g，槟榔15g，丹皮10g，赤芍15g，败酱草30g，忍冬藤30g，乌药10g，透骨草15g。浓煎150ml，保留灌肠，日1剂，15天为1个疗程。上述治疗方法连续3个疗程，经期停止灌肠。治疗结果：36例患者中治愈19例，占52.77%，显效13例，占36.18%，有效3例，占8.35%，无效1例，占2.77%。

【病案举例】

1. 张某，女，45岁，患者1周前因情绪激动出现下腹疼痛伴腰骶部痛，肛门坠痛，带下量多，色黄，有异味（有急性盆腔炎发病史）。近来饮食欠佳，夜寐差、大便干、小便调。月经26～35天一行，色鲜红伴经前乳胀，孕4产1。妇检：宫体后位如孕70天大小质偏硬，稍压痛，双侧附件压痛，阴道分泌物多，色黄；B超提示：右侧盆腔低回声包块。舌暗边瘀，苔黄腻，脉弦。证属肝郁气滞湿热瘀结，拟行气活血解毒散瘀。姚氏自拟加味四逆散为主：柴胡10g，赤芍10g，香附10g，延胡索15g，川楝子12g，丹参20g，土茯苓30g，败酱草30g，薏苡仁30g，荔枝核15g。水煎服，日1剂，15天

1个疗程。同时以灌肠方，日1剂，浓煎150ml，灌肠，连用3个疗程。1个疗程后，症状减轻，3个疗程后症状体征消失。继续用1周以巩固疗效。[5]

2. 宋某，女，34岁，患者因2年前子宫息肉术后，常感脐腹周围刺痛，经来腹痛，肛门下坠，月经量多，行而不畅，每于经前乳胀，面部长痤疮，带下量多，色黄，舌暗苔黄腻，脉弦。B超提示盆腔少量积液。妇检：宫体后倾，左侧附件增厚，压痛明显，姚氏自拟加味四逆散行气活血止痛，解毒散瘀为治，日1剂，水煎服，15天1个疗程；灌肠方：日1剂，15天1个疗程，浓煎150ml灌肠，经期停止灌肠。治疗3个疗程后，症状体征消失。继续治疗1周，以巩固疗效。[5]

按： 慢性盆腔炎属中医之"痛经"、"带下"、"妇人腹痛"、"癥瘕"等范畴，其病因多端，流产术后，经期产后不洁性生活等，胞脉空虚之际，湿热之邪乘虚侵袭，郁结留滞下及冲任二脉湿热之邪相夹，邪与气血相搏，气滞血瘀互结，致冲任胞宫气血失调，瘀阻于胞脉致女性盆腔结缔组织腹膜粘连成癥瘕，正如《三因极一病证方论》言："多因经脉失于将理，产褥不善调护，内伤七情，外感六淫，阴阳劳逸，饮食生冷，遂致营卫不输，新陈干忤，随经败浊，淋露淋滞为癥为瘕。"《诸病源候论·八瘕候》云："若经水未尽而合阴阳，即令妇人血脉挛急，小腹重急支满……结牢恶血不除，月水不时，因生积聚。"本病的病理性质以肾气不足、带脉失约为本，湿热、瘀血、寒凝、痰湿为标，属于本虚标实证，其病理变化与月经周期有关：月经后期由于胞宫空虚，体内肝肾精血趋于暂时不足阶段，机体防御功能降低，病邪乘虚而作；月经前期肾虚肝郁影响脾运，湿邪下注，致本病诸症多于月经前后发作或加重。本病多由于经期、产后或计划生育手术后血室开放、摄生不当、湿热毒邪阻滞胞宫胞脉所致，而经抗炎或清热解毒治疗后，湿热之邪虽除，但胞脉瘀血难解，胞脉系于肾，故迁延日久多损及肾，导致肾虚，因而提出"瘀血为标，肾虚为本"。"血瘀"是慢性盆腔炎关键性的发病机制，血瘀日久致肝失疏泄、脾失健运，或苦寒清热太过伤脾，"脾虚"是本病可能出现的病理结局。"肝郁肾虚"亦是慢性盆腔炎的主要病因病机之一。妇女以经血为本，肝藏血，脾统血，肝主疏泄，脾主运化，脾乃气血生化之源。肝郁脾虚、湿热内生是该病发病的主要原因。肝郁则气滞，湿热阻络则血瘀，久病必致虚，致湿热、寒湿、血瘀阻滞局部，使局部阳气难以舒展而致此病缠绵难愈，"寒、热、虚、瘀"错综是慢性盆腔炎病机演变的关键。故治予行气活血，散瘀导滞，以加味四逆散口服，方中柴胡、枳实、川楝、荔枝核行气导滞，以疏通冲任之络脉，制没药、延胡索、五灵脂、蒲黄散瘀止痛；丹参以活血去瘀生新不伤正，土茯苓、败酱草清热解毒化瘀，薏苡仁除湿，黄柏清下焦湿热；灌肠方以红藤、忍冬藤、败酱草清热解毒化瘀，槟榔行气导滞，桂枝、透骨草温通经络，水蛭、昆布通络软坚散结。浓煎灌肠，取肠道离盆腔结缔组织近，吸收迅速，以提高疗效。薏苡仁可以抗炎且能稳定炎症细胞的细胞膜。口服和灌肠配合治疗慢性盆腔炎，疗效满意未见毒副作用。总之，慢性盆腔炎病程长，病情复杂，属缠绵难愈之顽疾，只有掌握该病发病的关键，病机演变的特点，准确辨证施治，临床才能收到满意的效果。

五、妊娠期肝内胆汁淤积症

妊娠期肝内胆汁淤积症（ICP）又称妊娠期特发性黄疸、妊娠瘙痒症，是发生于妊娠中、晚期，以皮肤瘙痒和黄疸为特征的妊娠期特有的疾病。该病对孕妇预后良好，但易引起早产，胎儿宫内窘迫，胎死宫内等，围产儿病死率高达70%，近年已引起临床工作者重视。如何进一步提高ICP的临床治愈率，减少对母儿的危害，仍是临床医务工作者努力探讨的课题。采用中药加味四逆散和西药熊去氧胆酸（UDCA）治疗妊娠期肝内胆汁淤积症，疗效显著。现代研究证实，方中甘草、柴胡、茯苓、白术可降低肝酶，而丹参具有扩张血管，改善微循环作用，可增加胎盘血供，改善胎儿宫内缺氧状况。临床观察发现加味四逆散和熊去氧胆酸均对ICP有良好的治疗作用，而中药加味四逆散由于价廉，对母儿无毒副作用，显示出了其治疗优势。

【临床应用】

李氏等[6]收治ICP患者64例，采用中药加味四逆散和西药熊去氧胆酸（UDCA）治疗，疗效显著。治疗方法：治疗组用加味四逆散中药，处方为：柴胡、枳壳、生甘草各6g，白芍、茯苓、郁金、白术、厚朴各10g，丹参20g。水煎服，1剂/天，分2次服用，连续14天。对照组：熊去氧胆酸250mg，1次/天，连续服用14天。治疗结果：中药组和西药组均能明显改善瘙痒症状；治疗后两组患者在妊娠结局上无明显差异，均能改善患者胎儿情况。[6]

按： 妊娠期肝内胆汁淤积症的病因及发病机制目前尚未阐明，但根据大量流行病学的调查、临床观察，许多学者认为与雌激素代谢、遗传、种族、环境因素及免疫系统有关，尤其是与雌激素关系密切。由于肝脏对妊娠期生理性增加的雌激素反应过强引起某些孕妇的肝细胞对胆盐的摄入、转运和排泄障碍，导致肝内胆汁淤积，胆酸水平高。高胆酸血症可引起胎盘绒毛表面的血管痉挛，胎盘处于相对缺氧的环境，故临床表现为孕妇瘙痒、黄疸、胎儿早产、死产、胎儿宫内窘迫，IDCA能拮抗疏水性胆汁酸的细胞毒作用，保护细胞和细胞膜，防止肝酶溢出；抑制肠道其他胆酸和致痒物质的吸收，纠正内源性胆盐的肠肝循环紊乱；降低血胆酸水平，其利胆作用也可防止胆汁淤积，降低血清胆红素，故临床作为首选药物。但其对胎儿的毒副作用尚有待进一步研究。ICP属中医"妊娠腹痛"范畴。由于妊娠后期胎体渐长，气机升降失调，复伤于情志导致肝郁气滞血瘀，故"郁"、"瘀"是ICP的两个病机特点，因此治疗原则是疏肝利胆，活血化瘀。加味四逆散中以四逆散疏肝理气为君药，臣以郁金、丹参行气活血祛瘀，佐以茯苓、白术、厚朴健脾行气，全方共奏疏肝利胆，活血化瘀之效。

六、原发性痛经

原发性痛经是妇科常见病，是指经行前后或月经期出现下腹疼痛、坠胀，伴腰酸或其他不适，程度严重者影响工作和生活质量，而生殖器官无器质性病变。属中医"经行腹痛"范畴，运用加味四逆散煎剂治疗原发性痛经，取得较好临床疗效。

【临床应用】

徐氏[7]应用四逆散加减治疗原发性痛经60例，效果满意。处方：柴胡10g、郁金10g、延胡索10g、益母草10g、当归10g、赤白芍各

30g、广木香 10g、桂枝 5g、三七 6g、枳壳 6g、甘草 6g，共 12 味药组成。于经前 1 周开始，每日 1 剂，煎取汁 300ml，每次 150ml，分早晚 2 次温服，至经期第 3 天停药，3 个月经周期为 1 个疗程。治疗结果：治疗 1 个疗程后，治疗组治愈 19 例，好转 11 例，无效 1 例；治愈率 61.29%，总有效率 96.77%。对照组治愈 9 例，好转 17 例，治愈率 31.03%，总有效率 89.66%。两组治愈率比较，有显著性差异（$P < 0.05$），总有效率比较差异无显著性意义（$P > 0.05$）。证明加味四逆散在根治原发性痛经方面明显优于对照组，而在改善临床症状的疗效方面与对照组相似。[7]

按：现代医学证实，原发性痛经的发生与月经期子宫内膜前列腺素（PG）含量增高有关。痛经患者子宫内膜和月经血中 PGF_2 和 PGE_2 含量较正常妇女明显升高，尤其是 PGF_2 含量增高是造成痛经的主要因素。它能引起子宫平滑肌过强收缩，甚至痉挛性收缩而出现痛经。另外痛经还与子宫平滑肌不协调收缩使子宫供血不足，导致厌氧代谢物积贮，刺激疼痛神经元有关，且受患者神经精神因素影响，故临床治疗中予解痉、镇静药物对症治疗，常常能解一时之痛，但下一次月经周期仍会发作。中医学认为经行腹痛是由于经期或经期前后，血海由满盈而泻溢，胞宫气血由气盛血旺至经后暂虚，气血变化急骤，致病因素乘时而作，使气血运行不畅，胞宫经血流通受阻，以致不通则痛或致冲任胞宫失于濡养，不荣而痛。故予加味四逆散疏肝解郁、理气活血、调经止痛来治疗本病。方中柴胡疏肝解郁，郁金行气解郁、活血止痛，延胡索活血散瘀、行气止痛，三味共为君药，以通气血之瘀滞，通利血脉；赤芍清热凉血、通脉消瘀，散而不补，白芍养血敛阴，柔肝止痛，其补而不散；当归养血活血、调经止痛；益母草通经止痛、活血化瘀而不伤正，四药共为臣药，助君药活血导滞，且防君药耗伤气血之弊；广木香行气止痛、健脾和胃，枳壳行气和中、散痞消积，二药配伍以固护中焦胃气，使气血化生有源；三七活血止血、化瘀止痛，以防君臣活血之力太过；桂枝温阳通脉、鼓舞气血生长，使瘀滞去而气血能得以速生，上四药共为佐药；甘草健脾益气，缓急止痛以为使。故诸药配合用于临床而获良效。

七、子宫内膜异位症

子宫内膜异位症是指功能性子宫内膜组织生长在子宫内膜腔以外的位置，在性激素的影响下而引起的病变。根据其临床症状表现属于中医的痛经、血瘕、无子、月经不调等范畴。中医认为，本病的主要原因在于妇女经期、产后生活不节，或感受六淫之邪，或多次分娩、小产，或有某些先天缺陷或医者手术不慎等因素导致冲任损伤，胞宫的藏泻功能异常。月经期经血虽有所泻，但不循常道而行，部分经血不能正常排出体外而逆行，以致"离经之血"蓄积瘀滞流注于经脉、脏腑，瘀血凝滞，不通则痛，瘀久结为癥积。用四逆散加味治疗此病，临床中已证实疗效确切。

【临床应用】

王氏[8]应用四逆散加味治疗子宫内膜异位症57例，取得满意疗效。药物组成：柴胡6g，延胡索10g，赤芍15g，白芍15g，枳实6g，三棱10g，莪术10g，地鳖虫12g，炙鳖甲5g（研末分冲），穿山甲3g（研末分冲），参三七3g（研末分冲），生黄芪30g，炙甘草6g。临床加减运用：月经先期量多者去枳实、地鳖虫，加玄参、大贝母、生牡蛎；体弱者加党参、白术；小腹下坠加升麻、党参、白术；腹痛甚加川楝子；腰酸加杜仲、桑寄生；经前乳房发胀加露蜂房、全瓜蒌；经行不畅加益母草、失笑散；体胖加服桂枝茯苓丸。用法：每日1剂，每剂2煎，饭后温服。另配合中药灌肠。药用：桂枝10g，皂刺10g，川芎10g，当归10g，红花10g，红藤15g，蒲公英15g，制乳没各3g。每晚睡前熬浓汁150ml，温度36~38℃，略加淀粉使之稠一点不易流出，行保留灌肠，经期停用。2个月为1个疗程，用2~4个疗程。治疗结果：显效17例，有效35例，无效5例，总有效率为91.23%。

八、经前期综合征

经前期综合征是指妇女反复在黄体期周期性出现躯体、精神以及行为方面改变，月经来潮后症状自然消失。发生率30%~40%。在目前生活节奏越来越快，压力越来越大的年代，此病困扰不少妇女，严重影响日常生活与工作。其病因不明，西医认为可能由于卵巢激素、中枢神经传递和自主神经系统综合作用引起，与精神因素有关，为周期性发生的一系列异常自觉症状和征象，症状出现于月经前 1～2 周，诊断不困难。但部分患者发病时间长，且疏于治疗，已呈慢性疲劳综合征表现。根据中医辨证，予以四逆散加减治疗，可取得良好疗效。

【临床应用】

周氏[9]应用四逆散合杞菊地黄汤加减治疗女性经前期综合征 50 例，获满意疗效。组方：枳壳 10g，白芍 15g，柴胡 6g，炙甘草 6g，熟地黄 15g，山茱萸 10g，怀山药 15g，牡丹皮 15g，泽泻 6g，茯苓 15g，枸杞子 15g，菊花 10g。头痛甚者，加蔓荆子 15g，川芎 6g；乳胀甚者，加郁金 15g，香附 15g；口糜者，加淡竹叶 10g，黄柏 10g；烦躁失眠、思想不集中者，重用茯苓 30g，加丹参 15g，远志 10g。水煎服，隔日 1 剂，经前 2 周（黄体期）服至月经来潮，经后以六味地黄丸调理，疗程 2～4 周期。治疗结果：治疗 4 个周期后治愈 7 例，显效 16 例，有效 24 例，无效 3 例，有效率为 94%。其中治疗 2 个周期后治愈 3 例，显效 8 例，有效 13 例，病例中以头痛及烦躁疲乏等症改善最为明显。

九、少女月经不调

少女月经不调常见的主要原因是性腺轴不稳定所致。大多青春期少女在初潮后 3 个月的月经是不正常的，有的在之后一二年月经还是不规则。之所以出现这种情况，是因为青春期的卵巢功能不够健全，又容易受到环境干扰，而致内分泌紊乱。月经是子宫内膜受卵巢激素变化而引起的周期性出血，卵巢有规则地产生 1 个月一次的排卵，有赖于卵巢、垂体、丘脑三部分组成的性腺轴正常运转，因此子宫内膜及性腺轴各部分出了问题都会导致月经不正常。另外，气候的变化，精神的因素、转学后地域的不同，考试前的紧张，或因生病等等，也可导致月经不调。四逆散功用透邪解郁、疏肝理脾，主治少阴病，四逆之症，或悸，或小便不利，或腹中痛，或泻利下重。参苓白术散功用益气健脾，渗湿止泻。临床多用于脾胃虚弱，食少便溏，或泻或吐，四肢乏力，形体消瘦，胸脘闷胀，面色萎黄，舌苔白，质淡红，脉细缓或虚缓之症。临床有两方合用化裁治少女月经不调获满意疗效。

【临床应用】

贾氏[10]应用四逆散与参苓白术散合用治疗少女月经不调11例，方药：太子参30g，茯苓15g，白术（炒）30g，莲子（炒）30g，薏苡仁30g，砂仁15g，扁豆（炒）15g，香附（酒、醋、姜炒三味）各5g，白芍30g，山药30g，柴胡（醋炒）15g，枳实15g。以上诸药共研为极细药粉，以550g蜂蜜炼沸后，加药粉为膏。每日早晚各1次，每次1小勺，约为9g，白开水送服。服药后食桂圆3粒。经期每日加服1次。治疗结果：11例均在调理1~2个月后，诸症悉平。

【病案举例】

1. 王某，女，12岁，学生，2002年4月6日初诊。其母诉：患儿素来健康无恙。于11岁月经初潮，量多，色暗，周期紊乱。经行腹痛，常觉头晕、四肢无力、不思饮食、不喜活动，同前如若二人。察患儿神色倦怠，面黄少华，舌淡苔白腻，边有齿痕，脉细弱缓。观前服方药，多为归、芎、芍、地、参、附之类，遂以化裁方为膏，嘱其按时服用，在白开水中加陈皮1片泡水送服。1个月后，其母告知，其女身体恢复很好，月经正常。[10]

2. 武某，女，10岁，学生，2002年9月初诊。其母诉：其女自幼体弱多病，多以药物助养。2002年4月某日忽觉腹痛如刺，服药无效，继之见血，孩子恐慌，昏晕倒地，察为月经来潮。后月经时来时止，无定期，身体越见消瘦。查患儿发育不良，毛发不荣，面色苍白，声低形怯，身体瘦弱。舌淡无苔，脉微细略涩。遂以化裁方加麦冬、五味子为膏以治，日服2次，经期加服1次，另以山药（炒香）100g、女贞子60g、黑芝麻（微炒）60g、核桃仁60g，磨成细粉，以等量白面炒成熟面，合上4味，每日晨冲服9g，调理2个月后，体重增加，月经基本正常，继以前法调治，其母诉近半年已不需其他药品助养了。[10]

按：《素问·上古天真论》："女子七岁，肾气盛，齿更发长，二七而天癸至，任脉通，太冲脉盛，月事以时下……"女子月经犹如月至盈亏，潮之涨落，循规而行，故《内经》称之为"月事"，是女子成熟后的正常生理现象。上面所举数例，均为 12 岁以下的少女。现今青少年接触事物多，思想压力大，学习负担重，或身体早熟营养过剩，或身体瘦弱营养缺乏，其发病虽与淫邪因素、七情内伤、生活所伤、体质因素不无关系，但从气血失调、脏腑功能失常和冲任督带损伤等病因讲，总以动血为忌。12 岁少女，身体生长发育虽然较快，但生殖器官尚处于幼稚状态，所以不能概而论治。经病治则重在治本以调经。《内经》云："谨守病机"，审辨脏腑亦藏亦泻、定期藏泻的规律，以平为期。《景岳全书·妇人规》："……调经之要，贵在补脾胃以资血之源，养肾气以安血之室"，"妇人之治，则有治肝补脾之要妙"，四逆散重在调肝，参苓白术散贵在补脾，太子参大补元气，宜于大剂量应用；白术理中益脾，运气利血；薏苡仁通利血脉；砂仁专治肝肾；柴胡疏肝解郁；山药固肾益精；白芍养血柔肝；香附理气解郁，止痛调经，推陈致新，女科之主帅。贾氏所治，不以经治，反获治经之效，正是遵循经典大法而获良益。

十、妇科疑难杂症

盖妇人以血为本，以气为用。肝藏血，胆气调之，肝郁则女子易罹患经、带、胎、产、不孕等疾患。故诊妇人病，调经首当其要治宜疏肝理气、养血调经。

【临床应用】

佘氏[11]变四逆散为调经八味汤（柴胡、枳实、芍药、炙甘草、当归、黄芪、泽兰、益母草），方中四逆散疏肝解部，配当归、黄芪、泽兰、益母草益气养血调经。诸药相伍，疏肝脉、涌冲任、和气血，使月经以时下。

【病案举例】

毛某，32 岁，1998 年 10 月 28 日初诊。婚后 8 年未孕，西医检查：子宫后倾，两侧输卵管不通，诊为继发性闭经。刻诊：自述 3 年前突发闭经，每月必用黄体酮，月经方至且量少。近作人工周期，加大西药剂量，月汛过期 3 个月未至，周身及乳房胀满不适，少腹隐痛，饮食正常，二便自可，舌苔白边见紫暗，脉弦细带涩。此属肝失调达、气滞血瘀所致，证与调经八味汤相合。处方：柴胡、枳壳、党参、路路通、穿山甲各 10g，当归、赤白芍、泽兰叶各 15g，黄芪、鸡血藤、益母草各 30g，炙甘草 6g。上方连进 5 剂，下猪肝色血块 3 天，诸症顿失。后嘱患者每次经前服 5 剂，连续 3 个月。以求月汛以时下。翌年得一子。

十一、痛经

妇女在行经前后，或正值行经期间，小腹及腰部疼痛，甚至剧痛难忍，常可伴有面色苍白，头面冷汗淋漓，手足厥冷，泛恶呕吐等证，并随月经周期发作，称为"痛经"，亦称"经行腹痛"。痛经是妇科常见病，其病机为：气滞血瘀，寒湿凝滞，或湿热阻滞导致气血运行不畅，"不通则痛"，亦有因气血虚弱，肝血不足，经行之后，血海空虚，胞脉失养，"不荣则痛"，但以实证为多，虚证较少。痛经与肝肾关系密切，多年的临床实践中，用四逆散为基础加减治疗痛经，疗效满意。

【临床应用】

朱氏[12]应用四逆散加减治疗痛经，效果颇佳。按照痛经常见的临床证型，分别用四逆散加减治之。

肝郁气滞：症见经前或经期小腹胀痛，胀甚于痛，按之不减，伴有胸胁、乳房胀痛不适；脉多弦，以四逆散台金铃子散加香附、郁金、青皮、广木香等疏肝行气止痛。偏热者（少腹痛，有灼热痛。心烦，舌红苔黄，脉弦数），以四逆散加山栀、黄柏、丹皮偏寒者（腹痛隐隐，喜温喜按，或小腹冷痛）四逆散加艾叶、小茴香、桂枝、炮姜。

肝郁血瘀：症见经前或经期小腹疼痛，拒按，经血排出不畅，或见量多，经色紫暗夹块，舌质紫暗，舌边、尖瘀点。治以疏肝理气、活血化瘀止痛。以四逆散和少腹逐瘀汤，则活血化瘀，疏肝理气力量更强，痛甚者可加乳香、没药、三七粉活血止痛。

肝郁湿热：症见小腹痛，终日不休，经期加剧，胀痛拒按。或见经水淋漓不净等。经色紫红色黏液，平时带下繁多，色黄气臭，舌红苔黄腻，脉弦数。治以清热利湿，疏肝调气止痛。以四逆散和金铃子散加苍术、黄柏、牛膝、苡米；若见月经淋漓不净，色暗夹黏液，用四逆散加苍术、黄柏、银花、地榆炭、益母草等调气止痛，清热利湿，如感染湿毒，湿热阻滞，可见发热、腹痛，或低热起伏。带下量多如脓，腹痛喜按。经期加剧，治宜清热解毒，凉血化瘀，调气止痛法，用四逆散加银花、土茯苓、半枝莲、鸡血藤、蒲公英、丹参、桃仁、白术之类。若瘀积成则加五灵脂、鳖甲、土鳖虫等软坚散结。

按： 四逆散由柴胡、白芍、枳实、甘草四药组成。柴胡升轻，疏达肝气，枳实苦降，理气行滞，与柴胡一升一降，调达疏理气机；白芍柔肝养阴，甘草缓急，二药合用，缓急止痛，全方具疏肝理气行滞，缓急止痛之效。体盛便秘当用枳实，体虚便溏者用枳壳，腹痛拘急者加白芍 30 ~ 35g。如经行不畅，血行瘀滞，可赤白芍同用，以上各种证型，在临床应用中要相互结合，相互为助。亦即紧密结合辨证施治，有明析证型，在依证施治的基础上，始终不忘疏肝理气行滞，往往奏效满意。

十二、不孕症

凡夫妇同居 2 年以上，没有采取避孕措施而未能怀孕者，称为不孕症。婚后 2 年从未受孕者称为原发性不孕；曾有过生育或流产，又连续 2 年以上不孕者，称为继发性不孕。《傅青主女科》曰："妇人有怀抱素恶，不能生子者，人以为天心厌人也，谁知是肝气郁结乎。"此说明肝郁是导致妇女不孕的重要原因之一。鉴于此，运用四逆散加味治疗不孕症，以疏肝理气，活血调经，调整脏腑与冲任功能。临床见血瘀者加行气活血化瘀之品，疏通冲任，而利胞脉；肾虚者加入养肝补肾之品，以肝肾两调，养血兼补精而收效；若痰湿者加入燥湿化痰之品，使脾健痰去，血脉通畅，精血充盛，血海充盛，月经自调，故能受孕。

【临床应用】

庞氏[13]应用四逆散加味治疗不孕症 60 例，效果颇佳。组方为：柴胡 6g，丹皮、枳实各 10g，白芍 12g，甘草 4g，当归 15g。临症加减：肾虚者加沙苑子、菟丝子、枸杞子等养肝补肾之品；肝郁气滞者加香附、青皮等疏肝理气活血之品；痰湿者加半夏、白术、白芥子等燥湿化痰之品；气滞血瘀者加郁金、川芎、丹皮等行气活血之品。每日 1 剂，水煎早、晚分服。自月经周期第 8 天开始服用，连服 10 ~ 12 剂为 1 个疗程。连续用药不超过 6 个疗程。治疗结果：本组 60 例，经上方治疗 1 个疗程妊娠者 2 例，2 个疗程妊娠者 6 例，3 个疗程妊娠者 12 例，4 个疗程妊娠者 5 例，5 个疗程妊娠者 4 例，6 个疗程妊娠者 2 例，6 个疗程以内妊娠者共 31 例，痊愈率为 51.7%；其余 29 例，虽未妊娠，但月经周期已基本正常，月经不调与全身症状均有较显著的改善。妊娠 31 例中，肾虚者 9 例，肝郁气滞者 16 例，痰湿者 3 例，气滞血瘀者 3 例，其中肝郁气滞者效果最佳，肾虚兼气滞效果较差。

【病案举例】

张某，女，30 岁，业务员。初诊时间 1998 年 5 月 16 日。结婚 5 年不孕，婚后前 2 年夫妇分居两地。月经初潮年龄 14 岁，月经周期 45 天~2 月，月经量偏少，色暗，质稠，末次月经 1998 年 2 月 13 日。现病症：体质肥胖，动则汗出，自觉口黏痰多，食少，胸闷不舒，腹胀，腰酸痛，四肢困胀，倦怠乏力，时有肉瞤筋惕；四肢多毛而长，月经稀发，此次月经已 3 月未潮，脉象沉弦而滑，舌苔白、稍厚腻、舌体胖大、有齿痕。妇科检查：子宫及附件均属正常。B 超提示：子宫及双侧附件未见异常，查 BBT 呈单相。男方精液常规在正常范围内。此属肝郁痰湿壅遏之闭经，治宜疏肝理脾、燥湿化痰。施方：柴胡 6g，枳实、丹皮、白芥子、半夏、川牛膝各 10g，白芍、白术各 12g，当归 15g，甘草 4g。服上药 5 剂，月经来潮，量少，色暗。后又如法调治 3 个疗程，月经周期调至 35 ~ 40 天/次，量较前增多，经色转红，体重下降 2.5kg，测 BBT 呈双相，但仍有腰酸痛感。又在上方基础上加入覆盆子 10g，枸杞子 12g，调治 2 个疗程后，月经周期第 16 天，B 超测得右侧卵巢内有一 1.9cm × 1.7cm 卵泡，月经周期第 45 天检查尿 HCG 呈阳性，并于 1999 年 9 月足月顺产一男婴。

按：导致不孕症的原因很多，其中肝郁是不孕症的常见原因之一。现代人生活节奏快，工作压力大，婚后多年不孕，自身心理负担重，再加之家庭及生活环境的压力，往往更加重患者的思想负担。故无论何种类型的不孕症患者，都有不同程度的肝气郁结现象。女子以血为本，肝藏血，主疏泄，体阴而用阳，喜条达而恶抑郁，与人体的情志及气机调节关系密切。若肝气失疏，则气机壅遏，常导致妇科诸证。同时气机失调，气血不和，冲任气郁，肝肾失调，冲任不能相资，经期紊乱，往往造成不孕。再者，肝郁气滞，郁结横逆，肝克脾土，脾失健运，聚湿成痰，痰湿壅遏胞脉，也常致不孕。故肝与不孕的关系十分密切。四逆散出于张仲景《伤寒论》，原方主治传经热邪、阳气内郁的四肢厥逆证，故名四逆。但其主要病机为气滞阳郁，肝失条达，气机不利所致。故运用四逆散加味治疗不孕症，多获得满意效果。

十三、妊娠恶阻

妊娠早期见恶心呕吐，头晕头重，恶闻食气或食入吐，尤以晨起明显，称为妊娠恶阻。一般以妊娠 6～12 周见，少数病例持续到妊娠后期。此病不仅影响母体健康，累及胎儿的生长发育。发病机制是冲脉之气上逆，胃失和降所致，肝、脾二脏功能失调是其发病的根本。四逆散为疏肝解郁、健脾和胃的代表方，方中炙甘草益气以健脾，柴胡升阳以舒郁，枳实下气化滞，与柴胡合而升降调气；白芍益阴养血，与柴胡合而疏肝理脾；另加陈皮砂仁宽中理气、安胎止呕；合欢花、酸枣仁宁心安神。诸药合用，共奏疏肝解郁，健脾和胃功效，使阴血得养，气机得畅，精神得宁，病除而胎安。故用四逆散加味治疗妊恶阻病人，疗效满意。

【临床应用】

戴氏[14]应用四逆散加味治疗妊娠恶阻 32 例，效果颇佳。组方为：柴胡 12g，枳实 12g，白芍 12g，陈皮 12g，砂仁 6g，合欢花 10g，酸枣仁 30g，炙甘草 15g。兼热症者加知母、栀子、生地及黄芩各 15g；兼寒症加吴茱萸 10g，加水 500ml，武火煎沸后，文火煎 30 分钟，取 200ml，少量多次饮服，且均以生姜汁为药引，并嘱病人尽量克制呕吐，药后可漱口，少进糖果以防反胃。伴严重水、电解质紊乱者给予输液以纠正酸中毒和电解质紊乱，7 天为 1 个疗程，共 1～2 个疗程。结果：痊愈 25 例，显效 4 例，无效 3 例，总有效率为 90.6%。

【病案举例】

患者，女，30 岁，2000 年 3 月 10 日初诊。停经 35 天左右出现厌食，恶心欲呕，尿 HCG 阳性。继之呕吐日渐加重，每日 10 余次，甚则进食则吐，曾经西医用维生素 C 口服，并静脉注射 50% 葡萄糖等无效而来诊。诊见：患者妊娠后出现恶心呕吐，进食则吐，吐出物为食物及清水涎沫，伴双目下陷，口干不欲饮，心烦，胁肋胀闷不适，体倦，舌红，苔薄少，脉弦而虚。诊为妊娠恶阻（肝郁脾虚型），治以疏肝解郁，健脾和胃。药物：柴胡 12g，枳实 12g，白芍 12g，砂仁 6g，合欢花 10g，酸枣仁 30g，炙甘草 15g，陈皮 12g，太子参 20g。3 剂，每日 1 剂，水煎服，3 日后复诊，呕吐明显减少，每日仅 1~2 次，纳食增加。继予上方 5 剂，呕吐消失，纳食正常，其余症状、体征消失。[14]

按：古代医家张元素认为"半夏孕妇忌之，用生姜则无害"，故临床用生姜作药引，和胃止呕，增强功效。现代医学认为本病属妊娠剧吐，可能与内分泌因素、绒毛异物反应及精神因素有关，治疗时应该注意精神调护饮食上根据口味给予清淡可口、易于消化、富于营养的食物，少食多餐，从而起到辅助治疗作用。

十四、盆腔炎

盆腔炎是妇科的常见病、多发病，以下腹疼痛、坠胀、带下异常为主要临床表现。盆腔炎的形成主要与湿、热、毒之邪关系密切。但据其感邪的轻重、深浅、正气的强弱、病程的长短治疗得当与否，可分为急性盆腔炎和慢性盆腔炎，多因经期、产后胞脉空虚之时，湿、热、毒三邪乘虚而入，与败血搏结于胞中；或伤及冲、任、带脉，带脉失约，任脉不固；或湿、热、毒壅阻于冲脉，气血不能运行。盆腔炎可因治疗不彻底，或体弱、易反复发作，病程迁延，其病机特点多为虚实夹杂，"虚"多为脏腑功能失调，抗病能力下降，"实"多为湿热毒邪为患，气血失和，气机不畅，血瘀胞中，冲任受阻。盆腔炎的病理机制主要为湿热（毒）瘀结，可见其发病与肝、脾、胃功能失调关系密切，既可是肝经郁滞，气机不畅的结果，又可因外感所致，最终导致气机阻滞，影响气血运行，出现不通则痛的临床症状，故采用治疗肝胃（脾）气滞的基本方剂四逆散，方以作为治疗盆腔炎的基础方剂，随症加减，使气机调和、湿热（毒）得除、气血调和，则病能除。

【临床应用】

易氏[15]运用四逆散加味治疗盆腔炎，屡获良效。取方为：柴胡6g，枳壳12g，白芍12g，炙甘草6g，红藤25g，败酱草25g。应用如下：①湿热壅滞：下腹胀痛，口干口苦，带下色黄，大便不畅。舌质稍红、苔黄、脉弦。方用四逆散加味，方合四味散加木香、川朴。②气滞血瘀：下腹胀痛或刺痛，以两侧下腹为甚，经期前后加重。腰坠胀、带下色白或黄，舌质稍紫暗。苔白或腻，脉细，方用四逆散加味，方合金铃子散加乳香、没药、香附、丹参、鸡血藤。

【病案举例】

廖某，34岁，已婚，孕2产1，初诊主诉：下腹痛7年余。病史：患者1996年足月顺产1胎，数月即放环。后出现下腹胀痛，带下量多，色黄质稠，有异味，时外阴痒，腰胀；曾在多家医院诊为"盆腔炎"或"附件炎"。予静脉点滴抗炎药、中药灌肠等，药时症缓，停药复发。近年以经前，经期1、2天下腹胀痛明显，近6天上症复发来诊，精神郁闷，夜寐欠佳，有口干口苦，大便时硬时溏，舌淡稍胖，苔白、脉虚弦；妇检：阴道色黄质稠分泌物（＋），宫颈稍肥大，宫体后位，常大质中，压痛（＋），左附件增厚紧张，压痛（＋），右侧（－）。阴式彩超：符合盆瘀症声像。中医诊断：盆腔炎（气滞血瘀）；西医诊断：①慢性盆腔炎。②盆腔静脉瘀血综合征。治法：理气除湿，活血化瘀。方药：四逆散加味方合金铃子散加减：柴胡6g、白芍12g、枳实12g、甘草6g、红藤25g、败酱草25g、延胡索10g、川楝子6g、香附15g、没药10g、牛膝12g、苡仁15g、沙参12g。日1剂，连服3剂后下腹痛减轻，稍腰胀、带下色白，续服药1周，下腹痛消失，无腰胀、纳寐好，二便调，带下量少，色白，妇检：子宫附件无压痛。11月1日月经复潮，经来第一天下腹隐痛，持续大半天缓解。经净后续用中药灌肠理疗10天，至今症未复发。[15]

按：四逆散为治疗肝胃（脾）气滞的基本方剂，《医宗金鉴》

说："故君柴胡以疏肝之阳、臣芍药以泻肝之阴，佐甘草以缓肝之气，使枳实以破肝之逆。三物得柴胡能外走少阳之阳，内走厥阴之阴，则肝胆之性遂而厥可通也。"可见该方配搭极为巧妙，尤擅通调气机。盆腔炎病位在胞宫、胞脉、胞络，主要的病因病机为湿热（毒）蕴阻，气机不畅，气血失和，因而采用四逆散作为基础方论治，取其疏肝理气，通调脾胃之性，加红藤、败酱草，两者具有活血祛瘀止痛，清热解毒之功，尤适于盆腔炎症。偏湿热者合四妙散，以加强清利湿热之力，偏血瘀气滞者合金铃子散等，以着重理气化瘀止痛，故能取得较好的疗效。从临床运用疗效来看，本方较适于亚急性盆腔炎或盆腔炎的慢性阶段，其正气未虚，邪气尚实，本文的辨证分型亦据此来进行化分，对急性期较重的盆腔炎症，多给予抗炎治疗，同时运用此方，能减轻西药所致之恶心胸闷厌食等胃肠道反应，对于病程长的慢性盆腔炎症，可将此方加味进行中药灌肠加理疗。因本方方体小，方性良，尤适于加味运用，在盆腔炎的治疗上值得推广。

十五、慢性附件炎

慢性附件炎是指女性内生殖器官，包括子宫、输卵管、卵巢及其周围的结缔组织、盆腔腹膜等处发生感染时的炎症的总称。慢性附件炎大多发生在产后、剖宫产后、流产后、各种妇科手术后，以及在放置宫内避孕器之后，这时生殖器官的完整性及其自然的防御有了损伤，使细菌得以进入创面使之感染而得病。慢性附件炎是妇女的常见疾病，尤其是在一些性生活紊乱及性病泛滥的国家中是最常见的疾病；在中国，近阶段以来，由于放置宫内节育器以及夜生活的开放，慢性附件炎的发病率也呈现上升趋势。慢性附件炎属中医"带下"，"少腹痛"，"癥瘕"范畴，属于妇科常见的疾病。此病多数与流产、产后及经期、手术后，或急性炎症治疗不彻底有关，因此，无菌操作，经期注意卫生，有病及时治疗是可以控制和减少发病的。中医治疗本病要注意局部与整体的重要性，此病大多久病体弱，治疗时首先要想到扶正的问题，不能单纯考虑局部，所以要采取中西医诊断相结合，辨证施治。故临床采用四逆散为基本方，辨证加味，取得了满意效果。

【临床应用】

南氏[16]运用四逆散加味治疗慢性附件炎 48 例，疗效颇佳。取方为：柴胡 15g，枳实 10g（破，水渍，炙干），白芍 15g，甘草（炙）10g。临床中视病情酌情加味，兼湿热者加木通、泽泻，寒湿重加桂枝、小茴香；痛甚者加川楝子、延胡索、乳香、没药、橘核；痛热明显者加白花蛇舌草、公英、半枝莲、黄连、赤芍；有肿块者加三棱、莪术；白带多者加乌贼骨、土茯苓；排脓加桔梗、川贝；腰痛者加寄生、川断；久病体虚者加党参、黄芪。水煎服，每日 1 剂，每日 2 次。1 个月为 1 个疗程。临床结果：总有效率 100%。治愈病例随访至今未复发。病人服中药后未见明显不适，对肝肾功能、血尿常规未发现不良反应。

【病案举例】

彭某，女，30 岁，教师，1980 年 10 月初诊。病人 1979 年产后患附件炎，经西医治疗未见明显好转，1980 年 10 月症状加重遂来门诊治疗。患者两侧少腹经常痛疼，腰骶痛，月经提前，黄带多，大便干，口苦，舌质暗红，苔黄腻而脉弦。妇科检查子宫稍大，活动良，无压痛，左侧附件扪到包块，囊样感约 5cm×4cm 大小，轻度压痛右侧附件增厚。诊断：慢性附件炎肿块。属中医气滞血瘀夹湿热型。拟以理气解瘀，清热利湿之法，药用原方加蒲公英 20g、橘梗 15g、天花粉 15g、木通 10g、生地 15g、泽泻 15g、橘核 15g、甘草 10g，水煎服，每日 1 剂，分 2 次服用。治疗 1 个疗程，症状基本消失。妇科检查，包块明显减轻。继服 2 个月症状消失，妇检恢复正常。随访至今未复发。

按：慢性附件炎属于中医气滞血瘀，加蒲公英、桔梗、花粉，以增清解热毒、散结消肿之功；木通、生地清利湿热之邪；诸药合之，药中肯綮，所以临床每收显效。

十六、围绝经期水肿

妇女自生育旺盛的性成熟逐渐过渡到老年的一段时期，生理上亦随之产生一系列变化，有的妇女相应出现这样或那样的症状，称之为围绝经期综合征。围绝经期综合征是女性机体内功能减退细胞老化凋亡过程中的生理变化反映出来的某些症状。但并不是所有的围绝经期妇女都出现症状，约有 10% ~15% 的人症状明显，需要医治，而多数妇女症状很轻或不知不觉度过了围绝经期。围绝经期分为绝经前期、绝经期和绝经后期三个阶段，年龄范围在 40 ~65 岁时期。一般绝经前 5 ~10 年，生殖功能开始减退，绝经后 6 ~8 年，可以认定已进入老年，可见围绝经期近达 20 年之久。

中医认为本病属于"绝经前后诸症"，围绝经期水肿属于气机不畅、脾虚湿阻，故治疗拟调畅气机、健脾除湿利水法；调畅气机，气行则湿行，湿除则浮肿自消。秦伯未在《谦斋医学讲稿》中也提到"即使脾虚为主因，在已经形成水肿之后，就不适宜于单纯的补脾了"。虽肾主水，脾主运化，但必须三焦气机通调，水湿才能下注膀胱，排出体外。因此，先调畅三焦气机，是治疗本病的关键。故临床应用四逆散加减治疗，获得较好疗效。

【临床应用】

郑氏[17]应用四逆散加减治疗围绝经期水肿 1 例，效果颇佳。组方为：柴胡 15g，赤芍 15g，枳实 15g，甘草 12g，麻黄 10g，白芷 10g，商陆 15g，赤小豆 15g，黄芩 10g，薏苡仁 30g，山药 30g，牛膝 15g，车前子 15g（布包）。加水 500ml，煎煮 20 分钟，取汁 300ml，每次 100ml，每日 3 次。

【病案举例】

李某，女，50 岁，农民。因双下肢浮肿 2 年余，于 2001 年 2 月 6 日到我院门诊就诊。发病 2 年余以来，浮肿时轻时重，晨轻午后加重，有时不服药，浮肿也会自行消退，伴见烦躁易怒，腹胀不适、纳差、睡眠差，大小便正常。查体：一般情况可，形体偏胖，颈、腋下及腹股沟淋巴结不肿大，心肺正常，肝脾未扪及肿大，腹部未扪及肿块，叩诊无移动性浊音，双肾区无叩痛，双下肢中度凹陷性水肿，舌质淡、苔薄白腻，脉沉细。实验室资料：血、尿、大便常规正常。B 超：肝、胆、胰、脾、肾、子宫附件均正常。心电图正常，胸片正常。西医诊断：围绝经期综合征。患者双下肢浮肿，晨轻午后加重，舌质淡、苔薄白腻，脉沉细。辨证为阳虚水饮内停，脾虚寒湿中阻，治疗以补脾益肾、温阳利水、健脾燥湿。方选防己黄芪汤、五苓散、金匮肾气丸、实脾饮治疗收效甚微。四逆散化裁：柴胡15g，赤芍15g，枳实15g，甘草12g，麻黄10g，白芷10g，商陆15g，赤小豆15g，黄芩10g，薏苡仁30g，山药30g，牛膝15g，车前子15g（布包）。加水500ml，煎煮20分钟，取汁300ml，每次100ml，每日3次，服1剂浮肿明显减轻，守上方连服4剂而痊愈，半年后随访未复发。[17]

按：本病辨为阳虚水饮内停、脾虚湿阻，治疗收效甚微，反复分析，发现患者虽浮肿午后加重，但不恶寒，不属阳虚。兼见烦躁易怒，腹胀不适，纳差睡眠差，舌质淡、苔薄白腻，脉沉细，为气机不畅、脾虚湿阻之征象。故初用补脾益肾、温阳利水、健脾除湿诸法均无效。读《谦斋医学讲稿》后，按气机不畅、脾虚湿阻治疗。治拟调畅气机、健脾除湿利水法，收效显著。

十七、妇科痛症

疼痛有虚、实之分，虚证有血虚、气虚、肾虚之别；实证则有血瘀、气滞、痰湿、寒凝、血热等不同。中医学认为，疼痛的发病机制是不通则痛和不荣则痛。妇科疾病论部位多在带脉以下，小腹正中及两侧，解剖上以子宫为中心，又有胞脉、胞络与其相联属，而这正是足厥阴肝经经脉循行之处。因此，从脏腑辨证，责之于肝。特别是痛经的发病与肝的关系最为密切。禀性抑郁、事业不顺、家庭不和、压力过大都会导致肝的疏泄功能失常，肝气郁滞，气血运行不畅，形成气滞血瘀，不通则痛。临床所见实证居多，虚证少见，可有虚实夹杂证。"肝藏血，主疏泄"、"肝司血海"、"女子以肝为先天"，肝在气血调和、月经化生、经期、经量的调节方面起着重要作用。肝之疏泄太过，则月经先期、量多；疏泄不及则月经后期、量少；时而不及、时而太过则月经先后无定期。盆腔炎以小腹及腰骶疼痛为主要症状，肝经郁滞，气机阻滞，湿热（毒）蕴结，影响气血运行，不通则痛；妇科癥瘕的主要病机也是肝郁气滞血瘀。上述各种病证，以妇人腹痛为主要表现，皆从肝论治。治疗妇科痛证当以止痛为先，治疗大法为疏肝理气，调畅气机，一旦肝郁得解，气血调和，必将通则不痛。

【临床应用】

朱氏等[18]报告，根据妇科痛证的发病特点，重视病变部位，强调脏腑辨证。属肝郁气滞者，用四逆散原方。若体盛便结者，用枳实；体弱便调或溏者，改用枳壳；腹痛拘急者，白芍重用至24～30g；如伴有口苦、口干、阴部灼热、苔黄腻者，为肝郁化热，用四逆散加牡丹皮、黄柏；如伴心烦易怒者，用四逆散加牡丹皮、栀子；如腹痛喜温喜按，小腹疼痛有冷感，四肢不温，脉弦紧者，酌加乌药、艾叶、茴香；若寒甚，则改加吴茱萸、桂枝、炮姜；若疼痛明显者，可加重止痛药分量，酌加金铃子散；如伴有肠胃气滞，矢气频作，腹胀者，加木香、青藤香；如月经先期，伴有腹痛者，当凉血活血行气，加丹参、香附；如伴月经后期，加当归、鸡血藤；如妇人腹痛，痛处固定拒按，经血排出不畅，夹血块，且量多而块大，排出后痛减，为气滞兼瘀之证，以四逆散合金铃子散、失笑散；如果血瘀更甚，则以血府逐瘀汤（含四逆散）加夏枯草、鸡血藤、山楂、乳香、没药；如伴有乳房胀痛者，以四逆散加香附、川芎，或以柴胡疏肝散止胸痛，加郁金、姜黄、丝瓜络、鸡血藤；如伴有月经后期量少，色黑者，加四物汤养血调经；如伴有脾胃虚弱之证者，加四君子汤；如伴有脾胃虚弱，合并月经量少者，以四逆散合四君子汤合四物汤治疗；如妇人腹痛，经期明显加重，伴有白带量多，色黄而臭，舌苔黄腻，属于肝郁湿热者，加四妙丸清热利湿；伴有经血淋漓不尽者，加炒贯众、炒地榆、茜草、益母草等调气止痛，清热利湿止血；若月经过多者，则去川牛膝，重者，再加金铃子散；如急、慢性盆腔炎，以腹痛为主症，属感染湿毒，湿热阻滞终成湿瘀相结，出现腹痛发热或低热起伏，带多如脓或伴下腹癥积，腹痛拒按，经期加重，治宜清热解毒，凉血化瘀，调气止痛，以四妙四逆散加金银花、连翘、红藤、蒲公英、败酱草、桃仁、红花之类；癥瘕者加蒲黄、鳖甲、土鳖虫软坚散结。

【病案举例】

张某，女，30岁，1999年12月15日初诊。人流术后反复下腹疼痛4年。4年前，早孕行人流术，术后反复下腹疼痛，左侧为甚，伴有带下量多，色白，味臭。月经规律，14岁初潮，周期30天，经期5～7天。平素口干，失眠，二便调，饮食可，舌红、苔薄黄微腻，脉弦滑。妇科检查：外阴已婚未产型，阴道通畅，宫颈光滑，子宫前位，常大，质中，活动度好，无压痛，左侧附件压痛明显，右侧无异常。白带常规检查，清洁度Ⅱ°，未见滴虫、念珠菌。中医诊断：腹痛，证属肝郁气滞，湿热蕴结。治以疏肝理气，清热利湿止痛。方用金铃四妙四逆散加减。处方：炒川楝子、延胡索、苍术、黄柏、川牛膝、柴胡、枳壳、丹参、合欢皮、夜交藤各10g，薏苡仁24g，赤芍、白芍、土茯苓各15g。服用5剂，每天1剂，水煎2次，早晚服。1999年12月22日二诊：服药后腹痛缓解，仍失眠，带下量多，诊治同上，效不更方，继服5剂而愈。2年后随访，已产1子，无不适。[18]

按：杨教授临床中常以四逆散为基本方，灵活化裁，治疗各种妇科痛证，屡获良效。该方透邪解郁，疏肝理气。柴胡主升，升达肝气，疏肝解郁，透邪升清；枳实主降，疏理脾气，调中泄浊，两药合用，升清降浊。白芍养血柔肝止痛，甘草益气健脾，缓急和中，两药合用，缓急止痛。全方药虽四味，但配伍周全。特别是柴胡、白芍为肝经用药，可疏肝柔肝，解除肝郁；柴胡、枳实，一升一降，升清降浊；白芍、甘草组成芍药甘草汤，是缓急止痛之良方；枳实、白芍组成枳实白芍散，调理气血，止腹痛、烦满。现代药理研究证实柴胡、白芍、甘草具有良好的镇痛解痉效果，为四逆散治疗妇科痛证提供了理论依据。本例患者因人工流产术术中机械刺激导致冲任脉络受损，局部气血失和，且术后血室正开，邪毒乘虚而入，致子宫、胞脉瘀阻，蕴久化热。湿热（毒）瘀滞，影响气血运行，不通则痛，故反复下腹疼痛；湿热下注，故带下量多，味臭。痛在小腹，从肝论治，本例证属肝郁气滞，湿热蕴结。治以疏肝理气，清热利湿止痛。主方选用经方四逆散疏肝柔肝，解郁止痛；配以金铃子散疏肝泄热，活血止痛；四妙丸清热燥湿。再根据兼症酌情化裁，患者服药后疼痛缓解，效不更方，继续服用而愈。

十八、黄体功能不健不孕症

黄体功能不健所导致的不孕症属中医学"无子"的范畴，因为黄体在控制生殖方面起着重要的作用，故黄体功能决定于排卵前卵泡的发育。黄体是在排卵前卵泡的发育、成熟并破裂的基础上形成的。足够水平的FSH和LH及卵巢对LH良好反应是黄体健全发育的必要前提，没有这个前提，就会使排卵后的黄体发育不全，孕激素分泌减少，从而导致子宫内膜分泌不足，分泌期子宫内膜发育不良，致使孕卵不能很好地着床，而影响受孕，在不孕症及内分泌门诊占有相当大的比例。主要表现为不孕、月经周期缩短或基本正常、基础体温双相但高温在 9～11 天之间，或呈阶梯状，黄体中期测孕激素数值低于 7.42ng/ml。经过长期的临床观察，发现此病可单独存在，也可伴高泌乳素血症、多囊卵巢综合征、卵巢功能早衰等卵泡生长发育不良等疾病。中医认为黄体功能不健所致不孕的病机主要分为肾虚和肝郁两个方面。宋代《圣济总录》记载："女子所以无子者，冲任不足，肾气虚寒也。"又因女子以血为本，肝主藏血，性喜疏泄条达，冲任隶属于肝，若肝气郁结，肝郁化火，伏于冲任，则血海不宁，也难于摄精成孕。故临床运用中西医结合方法治疗黄体功能不孕症，疗效显著。

【临床应用】

王氏[19]运用中西医结合方法治疗黄体功能不孕症 76 例，效果颇佳。治疗方法：自月经第 5 天（或撤退出血第 5 天）用氯米酚 50mg，每天 1 粒，共 5 天（90 天后仍未怀孕者停用氯米酚，单纯用中药促孕）；子宫内膜发育不良者配合乙烯雌酚 0.25～0.5mg 或倍美力 0.625mg，每天 1 次，在 B 超监测有成熟卵泡排出且子宫内膜厚度等于或大于 9mm 时停用。中药用"左归饮加四逆散"为基本方。药用：山茱萸 15g，怀山药 15g，枸杞子 15g，菟丝子 15g，熟地黄 10g，柴胡 10g，枳壳 15g，当归 15g，白芍 15g，香附 15g，肉苁蓉 15g，怀牛膝 15g，甘草 10g。加减：肾阳虚、子宫内膜发育不良者，加仙灵脾 15g，鹿角片 10g；小腹刺痛、舌质紫暗等瘀血症状较重者，加丹参 20g，赤芍 15g；脾肾阳虚者加紫石英 15g，紫蔻仁 15g；肝肾阴虚者加女贞子 15g，旱莲草 15g。有溢乳、泌乳素值升高者加生麦芽 50g，于经净后每日 1 剂，每剂水煎 2 次，每次 200ml 温热口服，连用 8～10 剂。B 超监测卵泡发育至 18～20mm，一次肌肉注射 HCG5000～10000U，并指导受孕时间。待确认有卵泡排出，基础体温上升后，用黄体酮 20mg，每日 1 次，肌内注射，共用 5～7 天。1 个排卵周期为 1 个治疗周期。治疗结果：76 例患者中，1～3 个排卵周期妊娠者 18 例，4～6 个排卵周期妊娠者 25 例，6～12 个排卵周期妊娠者 16 例，治愈率 77.6%。1 年内未孕者 17 例，占 22.4%，但其中有 10 例黄体功能明显改善，黄体中期孕激素值均超过 7.42ng/ml，在 7.42～27.61ng/ml 之间。

【病案举例】

魏某，28 岁，2004 年 4 月以"继发不孕 2 年"为主诉就诊。患者 2 年前药物流产一次，之后月经量减少，月经期提前，24～26 天 1 次，且伴有溢乳、经前乳房胀痛。舌质红、脉沉滑。子宫输卵管造影提示：子宫大小及形态正常，双侧输卵管通畅。内分泌检查提示：垂体泌乳素 56ng/ml（因抽血时间在卵泡早期，故孕激素数值临床意义不大）。B 超监测提示有排卵。基础体温提示：双相基础体温，但高温相对较小，且呈马鞍状。诊断：继发不孕（黄体功能不足）。中医辨证为肾虚肝郁。方用左归饮合四逆散加减，药有怀山药、山茱萸、枸杞子、菟丝子、仙灵脾、枳壳、当归、生白芍、牡丹皮、香附各 15g、丹参 20g，熟地黄、柴胡各 10g，生麦芽 50g，以益肾填精、疏肝解郁，配合上述西药应用。2 个周期后，回顾观察基础体温，发现黄体功能明显好转，高温相已达 13 天。复查泌乳素数值为 36ng/ml。药用至第 3 周期，高温至 18 天月经仍未来潮，查尿 HCG 阳性。已于 2005 年 5 月顺产一男婴。[19]

按：黄体功能不健的主要原因是多种因素导致的卵泡发育不良，所以，如何适当提高 FSH 和 LH 的数值，改善卵泡的质量，增加排卵后黄体雌、孕激素的分泌，改善黄体功能是治疗的关键。大量的研究证明，滋阴补肾、填精养血的中药能增加垂体 FSH 和 LH 的分泌，改善卵巢的功能，促进卵泡的发育，增加血液中雌、孕激素的含量，而疏肝活血类药物的应用，则能促进排卵，改善卵巢、子宫的血液供应，为孕卵着床提供良好的条件。中西药物结合运用，可最大限度减少副作用，缩短病程，取得良好的疗效。

参考文献

[1] 楼友根. 二仙四逆散治疗妇女更年期慢性胃炎 54 例. 山东中医杂志，2002，21 (7)：404

[2] 张晓春. 归肾丸合四逆散治疗排卵障碍性不孕症 59 例. 浙江中西医结合杂志, 2006, (8)：26

[3] 黄淑梅. 输卵管通液术配合加味四逆散治疗输卵管阻塞性不孕症 52 例临床观察. 甘肃中医, 2005, 18 (2)：21

[4] 郝亚芬. 四逆散加减治疗慢性盆腔炎 48 例临床观察. 中华实用中西医杂志, 2006, 19 (10)：1140

[5] 姚玉蓉. 加味四逆散配合中药灌肠治疗慢性盆腔炎 36 例体会. 中华实用中西医杂志, 2005, 18 (23)：1740

[6] 李云君, 谢靳, 李云翠. 加味四逆散治疗妊娠期肝内胆汁淤积症 32 例. 中西医结合肝病杂志, 2002, 12 (6)：367

[7] 徐嵘. 加味四逆散治疗原发性痛经 31 例临床疗效观察. 中国临床医药研究杂志, 2007, (4)：14

[8] 王小平. 加味四逆散治疗子宫内膜异位症. 山西中医, 2002, 18 (5)：63

[9] 周征. 疏肝补肾法为主治疗经前期综合征. 河南中医, 2003, 23 (12)：49

[10] 贾法. 四逆散合参苓白术散化裁治疗少女月经不调 11 例. 甘肃中医学院学报, 2003, 20 (3)：40

[11] 佘芳, 王俊槐. 经方活用诊治妇人疑难杂症. 湖北中医杂志, 2000, 22 (8)：29

[12] 朱小琴. 四逆散加减治疗痛经的临床应用. 现代医药卫生, 2006, 22 (1)：713

[13] 庞玉琴. 四逆散加味治疗不孕症 60 例. 陕西中医, 2003, 24 (5)：416

[14] 戴玉兰. 四逆散加味治疗妊娠恶阻. 中华现代中医杂志, 2004, 2 (5)：447

[15] 易蕾. 四逆散治疗妇科盆腔炎体会. 中华医药学杂志, 2004, 3 (3)：55

[16] 南新民. 四逆散治疗慢性附件炎 48 例. 长春中医学院学报, 1995, 11 (1)：43

[17] 郑勇. 围绝经期水肿治验 1 例. 现代医药卫生, 2005, 21 (3)：276

[18] 朱丽红, 杨家林. 杨家林教授治疗妇科痛证经验介绍. 新中医, 2007, 39 (9)：13

[19] 王翠平. 中西医结合治疗黄体功能不健不孕症 76 例. 河南中医学院学报, 2006, 21 (2)：61

第四章

儿科病证

一、小儿腹痛型癫痫

腹痛癫痫是癫痫的一个分类，即自主神经性癫痫，是以腹痛为主的一种病证，中医辨证归属腹痛，多属虚中夹实，寒热错杂之证，病程长。因腹痛型癫痫与情志因素关系密切，故临床以温脾汤和四逆散加减配合针灸治疗腹痛型癫痫，疗效比较满意。其中肝主疏泄，调理气机；四逆散加减方中柴胡、白芍归经入肝，疏肝解郁清热为主，配伍枳实泻脾气之壅滞，调中焦之运化为辅，柴胡与枳实同用，可加强疏肝理脾之功，白芍与甘草配伍，并能缓急止痛；《备急千金要方》云："温补脾阳，泻下冷积。脾为柔脏，惟刚药可以宣扬驱浊。"故方中选用走而不守的附子温散扶正并能祛邪，一举两得；酒军荡涤胃肠积滞，人参和甘草益气补脾。诸药协力，使积滞行、脾阳复，治疗过程中前 7～14 天配合针灸，则诸症可愈，疗效显著。

【临床应用】

张氏等[1]针药并用治疗小儿腹痛型癫痫40 例，疗效颇佳。取方为：针灸取穴足三里、内关、神门、天枢；针法：实证用泻法，不留针；虚证用补法，留针 10 分钟。中药基本方：生晒参 5g、制附子 5g、干姜 5g、枳实 10g、白芍 10g、柴胡 10g、延胡索 10g、生甘草 10g、酒军 3g、焦三仙各 10g。水煎服，每日 1 剂。兼头痛加菊花、川芎；兼呕呃加竹茹、清半夏。治疗效果：临床腹痛症状消失，脑电图正常，随访 1 年无复发为痊愈，共 28 例，占 70%；腹痛症状消失，脑电图由广泛中度异常转为轻度异常，腹痛症状随访 1 年无复发为显效，共 6 例，占 15%；腹痛症状减轻，脑电图未恢复正常，随访 1 年有复发，为有效，共 3 例，占 7.5%；腹痛症状无减轻，脑电图异常无改善，为无效，共 3 例，占 7.5%，总有效率 92.5%；服药最短 14 天，最长 40 天，平均 27 天。

【病案举例】

刘某，男，7 岁，1992 年 4 月 5 日初诊。临床表现无明显诱因，出现间断性腹痛 1 年余，少则几分钟，多则 30 分钟至 60 分钟不等，可自行缓解。面色萎黄、消瘦，心烦易怒，舌质红，白腻苔、脉弦滑。脑电图呈广泛、中度异常，有癫痫波。中医诊断为腹痛，证属肝脾不调，脾虚气滞。西医诊断为腹痛型癫痫。处方采用生晒参 5g、制附子 5g、干姜 3g、柴胡 10g、枳实 10g、白芍 10g、炙甘草 10g、延胡索 10g、木香 3g、酒军 3g、焦三仙各 10g。水煎服，每日 1 剂，共 14 剂，同时配合针灸治疗，取天枢、内关、足三里、神门中等刺激，留针 10 分钟，连针 14 天。治疗 2 周后腹痛消失、饮食如常，继服 7 剂，巩固治疗。几个月后复查脑电图属正常范围。随访 1 年无复发。[1]

按：四逆散方出自《伤寒论》，原治疗少阴热化之四逆证，但后世发展了它的使用范围，凡肝脾不和以致脘腹胁诸痛，均可应用，其疏肝理脾，以肝为主；所以本病所采用的中药治疗可起到以调和肝脾，理气和胃，温中补虚之功效。针灸治疗配以足三里、天枢穴可起到双向调解肠胃，缓痉止痛之功效，配以神门、内关可起到调节自主神经功能，调理情志的作用，因针灸可以迅速达到缓解腹痛的目的；故而，针灸配合治疗腹痛型癫痫，疗效确切显著。

二、小儿屏气综合征

小儿屏气综合征，农村称为"气死病"。虽可自愈，但给家人带来沉重的精神负担，同时因发作频繁、意识丧失、四肢抽搐，引起大脑缺氧，给儿童的智力发育带来一定的影响。中医辨证认为，本病多由情志刺激，所愿不遂，肝气不疏，气机郁滞，血行不畅，阴阳失调所致。故临床选用四逆散加味治疗，收效颇佳。

【临床应用】

陈氏[2]应用四逆散加味治疗 56 例，效果较好。组方为：柴胡、枳壳、白芍、丹参、赤芍各 10g，炙甘草 6g，黄芪 12g。加减：四肢抽搐者加钩藤、白僵蚕；面黄神萎加当归、熟地，纳差便溏加炮姜、白术。每日 1 剂，5 日为 1 个疗程。本组病例服药短者 5 天，长者 11天。3 个月后随访，痊愈 54 例（哭叫后无呼吸暂停、面唇青紫、意识丧失，与正常无异）；好转 2 例（哭叫后无呼吸暂停，但唇周有轻度青紫，时间在 0.5 分钟之内）。

【病案举例】

杨某，女，1 岁，2003 年 2 月 9 日初诊。患儿自 2002 年 12 月初因其母打骂后大哭大叫，旋即呼吸暂停、面唇青紫、四肢欠温，良久方有哭声，醒后嬉戏如常，家人以为气急所致，并未重视，事隔半月后，稍因哭叫或不合意时即发作，有时一日发作数次，并出现意识丧失、四肢抽搐，举家惊恐，就诊于某市级医院，诊断为呼吸暂停症，并告知随年龄增长可自愈，但近日发作频繁，病情加重而来就诊。刻诊：患儿精神萎靡，面色萎黄，印堂有青筋隐现，蜷缩母怀，怕见生人，平时性情暴躁，诊舌时，稍触摸即大声哭叫，随即呼吸暂停、面唇青紫、四肢不温、意识丧失、四肢抽搐，紧按人中，约 3 分钟后方才苏醒，醒后如常人，经各种检查未发现其他病变。诊为小儿屏气综合征，辨证为情志不遂，肝气不疏，气滞血瘀，阴阳失调所致。治宜疏肝理气，活血化瘀，调和阴阳。方药：柴胡、枳壳、白芍、白僵蚕（干炒）、白术、赤芍、丹参、香附、钩藤、当归、炒山楂各 10g，炙甘草 6g，黄芪 12g。共 5 剂，每日 1 剂，水煎服。二诊时，其母告之，服药后，哭叫后呼吸暂停明显减少，且时间短促，仅有面唇轻度青紫、四肢不温。前方加党参 9g，炒谷麦芽各 10g，再服 5 剂。三诊，其母喜曰诸症痊愈，未再发作。3 个月后随访，未见发作。[2]

按：患儿意识丧失时，手指按压人中，苏醒后服四逆散加味方。四逆散加味方用柴胡疏肝解郁、升达郁阳，枳壳理气健脾，柴胡与枳壳一升一降，解郁开结；香附助柴胡、枳壳疏肝理气；赤芍、丹参活血化瘀；黄芪补气升阳；芍药、甘草相配，调理肝脾、和血利阴。因此诸药合用可共达疏肝解郁、行气活血、补气升阳、通达阴阳之功效，故诸症可愈。同时在治疗期间，尽量遂其心愿，减少哭叫，避免发作，有利疾病早愈。

三、小儿再发性腹痛

小儿再发性腹痛（RAP）是一种症状突出、体征模糊、病因隐匿的腹部综合征，是小儿最常见的临床症状之一。因小儿脏腑娇嫩，形气未充，脾胃薄弱，经脉未盛，易为内、外邪所干扰，且小儿在生长发育过程中，主要依靠脾胃所吸收饮食营养而资之以为主；其生机蓬勃，发育迅速，对水谷精微的需求相对较成人更为迫切。然小儿脾常不足，脾胃的运化功能尚未健全，这就形成营养需求大而相对谷气不足的内在矛盾，加之小儿饮食不知自节，易造成脾胃功能紊乱而引起腹痛。小儿再发性腹痛按病因可分为器质性和功能性。其中器质性再发性腹痛，可由多种器质性疾病引起，临床上多见于上消化道炎症及消化性溃疡等，而功能性再发性腹痛则由心理因素、自主神经功能失调、内脏感觉高敏感、胃肠动力功能失调等多种因素所致。因其反复发作，长期持续，常规治疗得不到理想疗效，使家长和患儿精神紧张及焦虑，并影响了患儿的日常生活和学习。因四逆散有透邪解郁、疏肝理气之功效，主治阳郁厥逆证和肝脾不和证。故临床用四逆散加味治疗小儿再发性腹痛，疗效较为满意。

【临床应用】

吴氏等[3]应用四逆散加味治疗小儿再发性腹痛 100 例，疗效颇佳。组方为：以四逆散为主方加味：柴胡、白芍、丹参、白术、茯苓、薏苡仁各 6~8g（5 岁以下 6g，5 岁以上 8g）、神曲 1 块、枳壳 4g、甘草 3g；痛剧者加延胡索 6~8g，胃纳不振者加谷麦芽各 6~8g，呕吐者加姜、半夏 6g，腹泻者加山楂炭 6～8g、煨木香 3～4g，便秘者加制大黄 5～6g。每日 1 剂，水煎二汁，分 2 次服。15 天为 1 个疗程。本组病例服药时间最短 15 天，最长 30 天，平均 18 天。同时对喜食冷品者，尽量不吃或少吃冷品，对便秘者给予调整饮食结构。结果：显效 77 例（77%），有效 19 例（19%），无效 4 例（4%），总有效率达 96%。在无效病例中，十二指肠溃疡 1 例，胃溃疡 1 例，十二指肠炎 1 例，慢性浅表性胃炎 1 例。

钱氏等[4]应用四逆散加味治疗儿童功能性再发性腹痛 20 例，疗效颇佳。并分别以对照组和治疗组作为对比，其中治疗组组方为：柴胡 6g，白芍 12g，枳壳 15g，炙甘草 15g，白术 10g，延胡索 10g，炒谷芽 9g；寒凝者加肉桂、干姜各 3g；气血不足者加炙黄芪 30g，当归 5g；腑实者加生大黄（后下）5g；呕恶者加姜半夏 9g，黄连 3g；水煎服，每日 1 剂。以 10 天为 1 个疗程。3 个疗程后观察疗效。对照组采用：多潘立酮口服混悬液。每次 0.3～0.6mg/kg，3～4 次/天，饭前 15～30 分钟及睡前口服。腹痛者临时加用颠茄 0.05～0.1mg（kg·天）口服；大便不通者，加用开塞露临时通便。结果：治疗组 20 例中，治愈 16 例（80%），有效 3 例（15%），无效 1 例（5%），总有效率 95.0%，其中在治愈和好转的 19 例中，复发 2 例，复发率 10.5%；对照组 20 例中，治愈 6 例（30.0%），有效 8 例（40%），无效 6 例（30%），总有效率 70.0%，其中在治愈和好转的 14 例中，复发 5 例，复发率 35.7%。

按：小儿再发性腹痛占小儿腹痛的 50% 左右，最早由 Ap1Py 和 Naish 提出，可在学龄前出现，好发年龄为 10～12 岁，好发率为 10%～19.2%，女孩多于男孩。小儿腹痛病因复杂，RAP 有器质性及功能性之分，因此在诊断上只有不符合器质性 RAP 者，方可考虑为功能性 RAP，并须系统密切观察。四逆散为调和肝脾之祖方，寓有枳实芍药散、芍药甘草汤之方意而可化积，缓急止痛，疏肝健脾，并经加味后，方中延胡索止痛，陈皮行气，白术健脾，炒谷芽、炒麦芽导滞消积；随症酌加温经通阳之肉桂、干姜，攻下之大黄；降逆止呕之半夏，清热之黄连，组方更为严密，收效更佳。并经现代药理证明四逆散对自主神经功能有调节作用，对平滑肌及心血管作用与方中枳实有关。白芍、延胡索有明显解痉、镇痛、镇静作用，陈皮对肠痉挛有拮抗作用，本组资料也表明，四逆散加味治疗儿童功能性 RAP 疗效确切，复发率低，值得临床推荐使用。

闵氏[5]应用四逆散治疗小儿功能性腹痛 22 例，均获良效。辨证分型及治疗如下。

饮食积滞型：有暴饮强食或过食不消化油腻之物的病史，临床表现：腹部胀满疼痛，拒按纳差，嗳腐吞酸，时转矢气，泻后痛减，舌红苔厚腻，脉弦滑或舌苔黄厚。治以疏肝调气，消食导滞。药用：白芍 9g，柴胡、枳实、焦山楂、焦神曲、炒麦芽、苍术、香附各 6g，广陈皮 9g，穿山甲、甘草各 3g。食积化热者加黄连 4g，竹茹 6g 以清胃热。

气滞血瘀型：多有情志抑郁或跌仆外伤史。临床表现：腹部胀闷疼痛，走窜不定，嗳气则舒，或痛处不移，拒按，舌苔薄白，或质暗有瘀点。脉弦，治以疏肝理气，活血化瘀。药用：柴胡、枳壳各 6g。白芍 9g，炙甘草、延胡索、川芎各 6g；偏气滞者加川楝子、乌药、香附各 5g，偏血瘀者加当归 6g，五灵脂、蒲黄、红花各 5g。

脾胃虚寒型：素体脾胃虚弱，食欲不振。临床表现：腹痛绵绵，时作时止，喜按喜热，食后作胀，大便稀溏，乏力，舌淡白，脉沉细，治以疏肝健脾，温里和中。药用：白芍、白术各 9g，枳壳、炙甘草、桂枝、党参各 6g，黄芪 10g，若夹食者，加麦芽、神曲、鸡内金各 6g，以健脾消积。

中焦寒凝型：多有腹部受凉史。临床表现：腹部冷痛，拒按，得热痛减，遇寒则甚，舌苔薄白，脉沉紧。治以温里散寒，调气止痛。药用：白芍 9g，枳壳、柴胡、炙甘草、当归各 6g，木香、小茴香各 3g，肉桂 0.5g（研末冲服）。煎煮方法：上述药物加水煎沸 15 分钟，滤出药液。再加水煎 15 分钟。两煎药液兑匀，分 2 次服。日 1 剂，10 天为 1 个疗程。除上述辨证分型治疗外。部分病例可兼见两型症状者，可用两型药物加减治疗，并根据患儿年龄及临床症状不同加减药物及药量。

所治疗 22 例患儿均获效。其中 14 例为 1～2 个疗程内治愈，随访 2 年未见复发；5 例经治 2 个疗程。腹痛症状明显好转，继服药

1个月巩固疗效；3例患儿服中药6剂后临床症状减轻，因苦于服中药，转为西医儿科治疗。

按：《诸病源候论·腹痛病诸候》云："腹痛者，因脏腑虚，寒冷之气，客于肠胃膜原之间，结聚不散，正气与邪气交争，相击故痛。"《医学启源》谓"白芍药补中焦之药，炙甘草为辅，治腹中痛。如夏月腹痛，少加黄芩。若恶寒腹痛，加肉桂一分，白芍药二分，炙甘草一分半。此仲景神品药也。"可见，白芍与炙甘草配伍之妙。柴胡能宣通阳气，祛散外邪，且能于土中疏理滞气，枳实能破气，消积、散痞。诸药配伍应用，共奏理脾和中，疏肝解郁，升清降浊，缓急止痛之功。在此基础上，依据不同证型，配入温中散寒，消食导滞，补益脾胃之品，药对病机，故获良效。注意小儿腹痛多因脾虚肝郁所致。如元气壮实，有积滞者，用枳实，病已则去之。临床多用枳壳代之。因此，对于小儿腹痛应仔细询问病史和全面查体，结合西医有关辅助检查，以排除器质性病变引起的腹痛，以免误诊。对于诊为功能性腹痛的患儿，方可依据临床证候以辨证治疗。

詹氏等[6]采用四逆散加味治疗小儿复发性腹痛共58例，疗效颇佳。组方为：四逆散加味：柴胡5～10g，白芍10～20g，川朴6～10g，炒枳壳5～10g，制香附6～10g，炒延胡索6～10g，党参10～15g，甘草5g，蒲公英20～30g。如呕恶，酌加川连、吴茱萸、佛手片、郁金；便秘腹胀、大便干结者，酌加莱菔子、制大黄；伤食生冷，胃寒作痛可加高良姜、桂枝；胃肠积热加黄芩、姜半夏；7天为1个疗程，服药期间忌冷饮，避免劳累、情志刺激。结果：痊愈（服药1周，腹痛即止者）25例；好转（服药1周，腹痛次数明显减少，再服1周，腹痛消失）28例；无效（连服3周，腹痛仍时有发作者）5例。总有效率91.4%。有效病例随访半年以上未见复发。

按：运用四逆散一方，药少量轻，不燥不腻，不寒不热，既能理气导滞，又能疏肝解郁，达到缓急止痛，方中取柴胡疏肝理气为主药，配缓急理虚，和营止痛的白芍、甘草，理气导滞的枳壳，再加香附疏肝行气，党参益气健脾；延胡索活血散瘀，行气止痛；川朴健脾燥湿，行气降气。用以上诸药培其不足，制其有余，从而使腹痛得以较长时间缓解。在治疗过程中，尚须要求患儿调节饮食，忌食冷饮、零食及饮料等。放松情绪，加强体育锻炼，以减少复发，达到根治的目的。

四、小儿粘连性肠梗阻

粘连性肠梗阻是小儿常见的急腹症，其中一部分为不全性肠梗阻。临床如若能够及时和有效地采用中药复方通里攻下，且能够解除肠梗阻，可避免再次手术。粘连性肠梗阻以腹痛、呕吐等腑气不通为显著的特点；中医学称粘连性肠梗阻为"肠结"，因此，治疗宜遵循"六腑以通为用"的基本理论，采用通腑攻下法为主要治则，以大承气汤为主要方剂进行治疗，因大黄对结肠有明显的兴奋作用，可使结肠平滑肌收缩明显增强，通过肠内张力而促使结肠运动，不仅能起到促进运动，而且可改善肠管血液循环之功效。故临床用大黄四逆散治疗小儿粘连性肠梗阻，收效较好。

【临床应用】

陈氏等[7]采用大黄四逆散治疗小儿粘连性肠梗阻60例，取得满意疗效。并采用对比方式，其中对照组：采用常规的治疗方法，如禁食、胃肠减压、补液、维持水和电解质平衡，以及肠外营养支持；对肠梗阻存在的感染因素，予常规抗感染，运用敏感抗生素；治疗组组方为：在常规治疗方法的基础上，加用中药复方，生大黄9g，柴胡、生白芍各10g，枳实6g，芫花3g，败酱草15g，红藤30g。若舌苔黄腻，加白豆蔻5g，苍术9g；若呕吐，加姜半夏5g，陈皮6g；若发热，血象增高，加黄芩10g，知母12g。此为7~11岁患儿的一般剂量，3~6岁患者用药总量酌减。复方由药剂科经水煎浓缩过滤至300ml加蔗糖后，分2~5次服。插胃管者用鼻饲法。两组均以3天为1个疗程。两组疗效比较：①治疗组60例，临床治愈53例（88.3%），未缓解7例（11.7%）；对照组60例，临床治愈41例（68.3%），未缓解19例（31.7%）。两组比较有显著性差异（$P < 0.01$）。治疗组对粘连性肠梗阻的解除优于对照组。②梗阻症状缓解时间（小时）比较：治疗组53例；临床治愈腹痛缓解为（8.4±6.1）小时，恶心、呕吐缓解为（11±4.2）小时，排便和肛门排气为（27.7±5.5）小时；对照组41例，临床治愈腹痛缓解为

（16.0±8.2）小时，恶心、呕吐缓解为（17.3±5.2）小时，排便和肛门排气为（72.54~4.2）小时。两组症状对应比较，有显著性差异（$P < 0.05$）。说明对于好转病例，在缓解时间上，治疗组明显早于对照组。尤其在排便排气方面，加用中药复方治疗，疗效尤为明显。

按：粘连性肠梗阻治疗方式的选择，粘连松解或肠切除手术后肠梗阻的复发及其预防仍然是临床的重大课题。引起粘连性肠梗阻的因素很多，由腹腔手术后所致者占80%以上。因此应该严格按外科手术原则操作，术后从预防肠粘连着眼，进行中西医结合治疗，对预防术后肠粘连有重要意义；因四逆散具有调畅气机、理气缓急之功效，故用于气滞病证中。由于四逆散药物简捷，理气缓急显著，故添加大黄后，明显增加攻下的强度，避免玄明粉末性状和咸味。小儿不全性粘连性肠梗阻有自身的特点就是气滞证候十分突出，如腹胀痛明显，四逆散正是为"腹中痛"而创，而且小儿脏腑娇嫩，不耐咸寒通泻。故而以四逆散为主方，配伍大黄等其他药物，能起到理气通腑泻浊的作用，在治疗小儿肠梗阻方面疗效尤为显著。芫花用于粘连性肠梗阻，能起逐水通便的作用。比起甘遂、大戟等峻下逐水药，较容易掌握。肠梗阻发生后，腹腔的菌群发生移位，出现感染。败酱草、红藤是治疗肠痈的主要药物，具有清解热毒的作用，大剂量使用比较好。通腑与清解能促进排空、抑制菌群，减少肠道毒素的吸收，有利于肠道功能的恢复。因此，在理气通腑治则的基础上，运用能治肠痈的药物红藤、败酱草能清解热毒，以利于梗阻的消除。大黄四逆散作用的机制可能是通过增加肠蠕动，促进肠道液体吸收等机制作用于肠梗阻。经实验观察结果显示此方能促进实验大鼠的肠蠕动，并增强对肠内容物的推进而解除肠梗阻。因为不全性粘连性肠梗阻很有可能转化为绞窄性梗阻而转为手术治疗，因此运用中药复方的同时，随时注意泻下带来的问题，例如加重腹痛、呕吐等，需要细致观察，病情加重即刻做好手术的准备。

五、小儿夏季热

小儿夏季热，是由于小儿脏腑娇嫩，阴阳稚弱，禀赋不足，易受时令暑气熏蒸所致。暑必伤气，加之平素饮食不节，湿热内蕴，而致脾胃之气不足者，易患本病。脾虚则肝旺，肝木横逆犯脾土，而致肝脾失调，故见纳少腹胀，热结于里。腑气不通，则大便不解，因传经热邪陷内于里，阳气内郁。故不能外达四肢而见四末冷。因此治疗宜疏泄肝热，理脾通滞。临床用四逆散加味治疗，收效较好。

【临床应用】

温氏等[8]运用四逆散加味治疗 1 例，疗效颇佳。取方为：柴胡 5g，杭白芍 12g，枳实 5g，白术 6g，甘草 3g，蝉衣 1.5g，乳香 1g，连翘 6g，蚕砂 3g。共 2 剂，水煎服，2 次/天。

【病案举例】

患者，女，2 岁，因外感暑热，加之饮食不节而致发热反复不退已历周余。在儿科门诊经抗炎、退热等对症治疗未能控制而入院治疗。经多日输液、抗炎、激素等多日治疗仍然无效。发热反复发作，以午后热更甚。血常规：白细胞 7×10^9，中性粒细胞 76%，淋巴细胞 24%。请中医科会诊，诊见发热（体温：39℃），精神较倦怠，唇红，纳少，腹胀，四肢末端冷，大便已 3 天未解，舌红苔黄白厚，指纹紫红。此乃外感暑热，又内伤饮食，湿热蕴滞，肝脾失调所致（因传经热邪陷入于里，阳气内郁，不能外达四末，故四末冷），治宜疏泄肝热，理脾通滞。服上药 1 剂后浑身出汗。当夜解便 2 次，恶臭，发热渐退。患儿夜寐佳，精神转好，惟纳食欠佳。故改投保和丸加减，以健脾开胃，消食导滞而善其后。[8]

按：本案患儿既有饮食不节、湿热蕴脾的病史，又有外感暑热，热邪传里，阳气内郁，肝脾失调，实为导致发热持续不退的病因病机，故予四逆散加味治疗最为合拍。方中柴胡疏肝理气，宣阳解郁。枳实破滞气，白芍配甘草，能缓急舒挛，和肝脾止痛，加蝉衣、连翘祛风散热以治标，加蚕砂祛风除湿、和胃化浊，加白术、乳香可消疳积、健脾胃。诸药配合共奏，具疏泄肝热、理脾通滞之功。

六、儿科其他疾病

周氏等[9]用四逆散加减治疗儿科疾病病案举例：

1. 小儿夜啼：张某，男，1980 年 4 月 5 日初诊。患儿近月来尽则如常，入夜则烦躁不安，啼哭不止，甚则通宵达旦，屡经中西药治疗无效。刻诊：睡中突然啼哭，时急时缓，肚腹胀气，大便时努挣不爽，色青稀呈泡沫状，面色青黄舌尖边红起珠点、苔薄黄，指纹青紫达气关。诊为夜啼，证属木横侮土。气郁火炎，心神受扰，治当柔肝和脾，清心安神。四逆散加味：柴胡、枳壳、淡竹叶、玄参各6g，白芍9g，黄连、甘草各2g，2剂后，夜能安睡，余症渐平，上方去玄参，加麦冬、焦山楂各9g，又进2剂，诸恙告愈。

按：小儿夜啼多见于1岁以内的哺乳婴儿，尤以3个月以内婴儿为多见。本案系肝失条达，气郁化火，心神受扰，以夜啼不安，伴肚腹胀气，大便清稀不爽为辨。柴胡、枳壳疏郁而透热；白芍、甘草柔肝和脾，气机得畅，黄连、玄参、淡竹叶，养阴清热，热去神安。本案辨治。可谓审证求因，标本兼治之法也。

2. 小儿疝气：余某，男，1.3岁。1984年3月21日初诊。患者近3个月来因哭闹时右侧阴囊和腹股沟肿胀，轻则往上推则无，重则按之叫痛，时作时止，反复发作。刻诊：右侧腹股沟和阴囊肿胀不消，重按叫痛，余将患儿平卧床上进行热敷后，用手轻揉推按腹股沟至阴囊处，反复推按10余次，嵌顿小肠突滑入腹中。观其患儿腹部微胀，面色少华，精神不振，小便频数，且时有遗尿，舌质略淡，苔白，指纹淡滞。诊为小儿疝气，四逆散加味：柴胡、枳壳、当归、小茴香、金铃炭各6g，黄芪、白芍各9g，甘草3g，外用小茴香末、食盐各半，加热装入2cm×6cm布囊中，包压在患侧腹股沟处，嘱2日1换，坚持包扎2周。药进4剂，上方枳壳易青陈皮，加白术，继服8剂而病告愈，至今未发。

按：张子和谓："诸疝关于厥阴，盖厥阴与冲任督俱会于前阴也。"余辨证治法，张景岳说："寒则多痛，热则多纵，湿则多肿坠，虚则亦然，若重在血分者不移，重在气分者多动。"本例患儿为肝脾不调，气滞腹胀不解。故不时逼小肠下坠入腹股沟和阴囊。方用四逆散柔肝和脾以利疏运之机；重用黄芪升阳举陷以固下元，小茴香、当归、金铃炭行气活血。外用小茴香、食盐袋包扎腹股沟，内外调治以利腹股沟孔洞的愈合，免其手术之苦。

3. 小儿腹胀：秦某，男，1976年12月8日诊。患儿出生1周后即见肚腹胀气，不时努挣鼓气，努挣时面红耳赤，甚则哭啼，曾服中药消食导滞，宽中下气，清热泄下之剂不效。刻诊：患儿腹胀脐微突，敲之如鼓，按之胀气，伴见颜面青黄，纳少时吐乳食，大便不爽，色青稀，夹不消化乳食。舌质嫩红、苔薄白，指纹沉滞入气关。诊为腹胀证，属土虚木克，气机阻滞，中州不运所致，治当柔肝和脾，佐以消食运中。四逆散加味：柴胡、枳壳、莱菔子各6g，白芍9g，炙甘草3g。药进2剂，矢气频作，大便量多黏稠，上方加陈皮、白术各6g，续服4剂而愈。

按：本例患儿腹胀，非饮食停滞、阳明腑实，故前医用消食导滞、清热泄下之剂而不效，究其病机系肝失条达，肝脾不和，投四逆散调肝和脾。使肝脾和而疏运复常，不消胀而胀自消。

沈氏[10]运用四逆散加减治疗儿科疾病举例：

1. 儿童伤食呕吐：张某，男，6岁，2天前在某快餐店用餐，暴食炸鸡和冷饮，半天后开始腹部胀满疼痛，恶心泛漾，继而呕吐，呕吐物为胃内未消化物，秽臭难闻，即送西医输液治疗。输液2天后吐止，腹胀痛恶心泛漾仍有，不思饮食。患儿发病以来，无发热腹泻。检：面色萎黄，精神萎靡，舌淡红，苔薄腻，腹稍胀，无压痛，心肺（-），血常规（-）。辨证为食滞中脘，胃失和降，浊气上逆，故见呕吐。治拟和胃导滞，理气止痛，四逆散加保和丸治之。处方：柴胡6g，枳壳5g，炒白芍10g，甘草3g，神曲10g，炒山楂10g，茯苓10g，姜半夏10g，炒莱菔子10g，青陈皮各3g。3剂。嘱以米汤稀粥调之。3天后复诊，患儿腹痛恶心已止，胃纳亦增，两便通调，再拟原方3剂以善后。

2. 儿童夜卧不安：林某，女，7岁，该儿因父母忙于工作而由祖辈抚养，从小娇生惯养，饮食不节，终日零食不断，而致纳谷不香，口气秽臭。近1周来患儿睡眠磨牙，辗转反侧，甚则惊惕不安。平时常诉脘腹不适，大便不调。检患儿体胖腹满，舌淡红，苔厚腻，大便常规（-），辨证为宿食阻滞中焦，胃不和而卧不安。治拟理气消食、和胃安神，四逆散合温胆汤治之。处方：柴胡6g，枳壳5g，炒白芍10g，甘草3g，姜半夏10g，茯苓10g，青陈皮各5g，竹茹6g，神曲10g，炒麦芽15g，蝉衣3g，钩藤6g，生龙牡各15g（先煎），5

剂，嘱忌生冷硬杂食，二诊，服药后患儿纳谷渐香，夜寐见安，大便已调，原方再进 5 剂，诸症愈也。

3. 儿童胃炎腹痛：陈某，男，12 岁，患儿上腹部时痛半年余，胃脘饱满不适，嗳气泛酸，纳谷不香，大便时干时稀，平时饮食不节，饥饱无度，嗜食生冷，又学习紧张，情志不畅。检查：面色萎黄，形体消瘦，苔薄白腻，脉弦，心肺（－），腹平软，彩超提示为慢性浅表性胃炎。辨证为肝气横逆犯胃，治拟疏肝理气，和胃止痛，四逆散合平胃散治之。处方：柴胡 10g，枳壳 6g，炒白芍 10g，甘草 5g，苍白术各 10g，厚朴 6g，青陈皮各 5g，炒扁豆 10g，延胡索 6g，佛手 10g，乌贼骨 10g（先煎），5 剂。二诊，胃脘痛已减轻，纳谷渐香，两便已调，上方加减，再进 5 剂。三诊，患儿腹痛已止，胃纳已旺，面色亦转红润，最后以异功散加炒山楂、谷芽，健脾益气以善后。1 个月后，彩超复查胃炎已修复。

4. 儿童暑湿侵袭之"空调病"：许某，男，10 岁，2003 年 8 月10 号初诊，患儿自放暑假以来，由于天气炎热，一直住在空调房内，又嗜食冰镇冷饮。近 1 周来，诉头昏不适，神疲乏力，胸腹胀闷，恶心漾漾，饮食不思，大便不畅，低热不退。检：体温 37.5℃（口），精神萎靡不振，舌淡红，苔白腻，腹平软。血常规、肝功能、尿常规均正常。症见外感风寒，内伤暑湿，诊为空调病。治拟解表散寒，祛暑化湿。藿朴四逆散治之。处方：柴胡 10g，枳壳 6g，炒白芍 10g，甘草 3g，藿香 10g，厚朴 10g，加佩兰 10g、苍术 10g、荷叶 12g、升麻 3g，3 剂，嘱忌生冷饮食，暂离空调房间。二诊，服药 1 剂后即感周身舒畅，3 剂后纳谷亦增。告愈。

5. 小儿痢疾：沈某，女，6 岁，因食不洁食物后，患儿腹泻已 2天，便下赤白黏冻，日数次，量少，伴有腹痛，里急后重，恶心未吐，低热。检：体温 37.9℃（肛），舌红，苔薄黄腻，腹稍胀，无压痛，心肺（－），血常规（－），大便常规：白细胞（＋＋），红细胞（＋）。辨证为湿热蕴于下焦，壅遏肠胃气机。治拟清热化湿，理气顺肠，缓急止痛，薤白四逆散治之。处方：柴胡 6g，枳壳 6g，赤白芍各 6g，甘草 3g，薤白 10g，广木香 3g，槟榔 10g，川黄连 1.5g，金银花 6g，炒山楂 10g，3 剂。二诊，药后腹痛减轻，里急后重好转，大便次数亦减，日1~2次，黏冻尚有，原方加减再进3剂。三诊，前症均好转，大便日1次，无黏冻，大便常规复查（－），再拟健脾益气之七味白术散加炒山楂10g、炒扁豆10g，3剂以善后。

按：小儿脏腑娇嫩，脾常不足，若饮食不节，寒温失调，调养失宜，常致脾胃受伤而出现腹痛、腹泻、伤食呕吐等症，但脏气清灵，患病后经正确治疗康复亦较快。四逆散有调理气机、缓急止痛之功。其中柴胡可治"心腹肠胃中结气"，芍药益阴和胃，主邪气腹痛，与枳壳同用能疏畅气机，配甘草缓急舒挛，和中止痛，柔肝健脾，柴胡主升，枳壳主降，芍药主收，甘草主和，四药相配，有升降通调之功。因此，以四逆散为主，随症加减用于治疗小儿各种脾胃症或因脾胃不和引起的其他病证，效果显著。上述其中两方藿朴四逆散及薤白四逆散其所治之证系浙东近代名医范文甫之验方。另四逆散加金钱草、车前子治疗内科胆囊炎、胆石症，四逆散加郁金、广木香、丝瓜络治疗急性腰背挫气，四逆散加味治疗妇科月经不调等，不胜枚举。临床实践中，根据其机制融会贯通，灵活化裁，举一反三也。

七、小儿热厥

热厥高热多见于小儿，医者一见高热，便用大剂苦寒，清热解毒，清热泻火，抗菌消炎，误治、误下冰伏邪热，有时用激素和支持疗法把邪热勉强退了，但由于邪气并未真正减除，由表入里，留伏体内，形成伏邪。随季节更替，或饮食诱而发作，形成热厥。四逆散加味治疗小儿热厥，郁解汗出，高热消退而愈。

【临床应用】

秦氏等[11]用四逆散加味治疗110例，疗效满意。处方：柴胡15g，枳壳15g，白芍15g，炙甘草15g，连翘10g，竹叶10g，薄荷10g，滑石30g。水煎服，取汁500ml，少量频服，中病即止。治疗结果：热退身凉，四肢转温，口不渴，小便清利为治愈。结果：110例均服药1~2剂而愈，服药后，半小时体温开始下降，微出汗，直至正常。70例周期发作者，服药后，随访3~5年无复发。

【病案举例】

李某，男，12岁。2003年7月9日就诊。烦躁高热，体温

40.8℃，10余天不退，曾经吃药、打针、输液治疗后，体温每下降0.5~1℃，半小时内又复原，如此反复，医家和病家均束手无策，患儿父母挥泪，欲往省级医院就诊。经他人介绍向余求诊，追问病史：患儿从5岁至今，每年均有类似发作史，惟今年热退不下。诊见：胸腹灼热，双目紧闭，面赤，头痛，心烦口渴，无汗，苔薄黄而干，脉小紧数，四末不温。查体：体温40.8℃，心率102次/分钟，呼吸28次/分钟，双肺闻及湿啰音，浅表淋巴结未扪及，肝脾无肿大，身无皮疹，腹胀满。血常规：红细胞4.35×10^{12}/L，白细胞15×10^9/L，中性占70%。X线示肺纹理增粗，余（-）。辨证肝郁气滞，邪气内陷，证属热厥，邪气内伏不能透达四肢，故四末不温，阳气与邪热纷争故反复寒颤高热，病势胶结。治宜疏肝解郁，清透邪热。拟用四逆散加味治疗。药物：柴胡15g，枳壳15g，白芍15g，炙甘草15g，竹叶10g，连翘10g，薄荷10g，滑石30g。嘱其水煎，勿过煮，少量频服，病重恐格药于外。服药半小时后，患儿体温下降0.6℃，安静入睡；又半日徐徐微汗出，体温下降至38.3℃。药已中病，效不更方，前药再进。第二日，家人来报，患儿已经能食1小碗稀饭。余往诊视之，脉静身凉，口和脉缓，惟稍疲倦。多日重症顽疾，竟一服得愈，嘱其家属节制饮食，以防"炉中有火，死灰复燃"，静养以巩固疗效。并开调理药，用薛氏五叶芦根汤。痊愈后，随访至今，从未复发。

按：四逆散见于《伤寒论》第318条，其原文如下：少阴病四逆，其人或咳，或悸，或小便不利或腹中痛，或泄利下重者，四逆散主之。历代医家多用来治疗肝胃气滞，阳郁致厥的证候。奈古文词义深奥，无明确诊断要点。多种解析四逆散方证的书，如高等医药院校教材《伤寒论》、《方剂学》、《中医内科学》等，以及《伤寒论译释》著作中主症不全，要点难以掌握，所以大多数临床医生把四逆散多用于情志郁结，精神刺激或长期忧虑，或部分外邪停留胸胁致胸胁胀闷不适或痛的症状，而在热厥，尤其是小儿热厥的治疗方面却缺乏辨证要点。理论与实践未能很好地结合起来，形成治疗中的空白点，未能发挥四逆散的治疗热厥的作用。医者在临床多年研习，不断总结创新，探索出了一条在小儿热厥方面非常有实用价值的方法，用四逆散加味治疗小儿热厥取得满意疗效。其辨证要点是发热、肢厥、无汗。"无汗"既是主症，又是鉴别要点。外感发热，根据口渴与不渴，有汗与无汗，脉迟与数，来判断病证属寒属热。风寒，用辛温解表；风热，用辛凉解表，微汗出而愈。少数医生一见小儿高热，退热心切，拘泥于抗菌消炎之说，大多是用苦寒药或清热解毒药，或清热泻火药，或用大剂量抗生素等，造成的后果是热退而复起，反复发作，缠绵难愈，弄得医家和病家焦头烂额，束手无策。勉强把热退了，随时间推移，天气变化，季节更替、饮食不慎，诱而发作，时邪与伏邪蜂拥而至，此为小儿热厥的由来，热厥周期发病，及至年长。余用《伤寒论》四逆散加味，透邪解郁，疏肝泄热，调转气机，治疗小儿热厥反复高热取得满意疗效。方中柴胡疏肝解郁，透邪外达；枳壳行气散结，调节气机，柴胡与枳壳相伍一升一降；白芍和营分，引药入里，白芍与柴胡相伍，使病邪由阴分往外透达，邪气由里出表；炙甘草调护胃气，和诸药；薄荷、连翘、竹叶仿《温病条辨》银翘散意，药物轻清宣上，透邪外出；滑石甘、淡、寒，使邪热由小便利出，给邪气以出路。诸药相伍，有开门揖盗之意，无闭门留寇之弊，上中下三焦气机流转，阳气振奋，引邪外出，热厥高热，迎刃而解。

八、过敏性咳嗽

过敏性咳嗽是指以慢性咳嗽为主要或惟一临床表现的一种特殊类型哮喘，故又称咳嗽变异性哮喘。部分小儿有家庭和个人过敏史。常伴有过敏性鼻炎、湿疹、荨麻疹或皮肤瘙痒等，发作以春秋季多见。过敏性咳嗽以其反复发作、缠绵难愈成为患者和医者的心头大碍。经过临床实践，发现运用解郁透热法治疗过敏性咳嗽有明显的疗效。过敏性咳嗽是以咳嗽为主或单一症状的哮喘，又称隐匿性哮喘，是哮喘的轻型，往往是早期哮喘的一种表现形式。本病属中医"咳喘"范畴。病位虽在肺，但单纯地从肺治疗，部分病例疗效并不太满意。医者根据中医"五脏六腑皆令人咳，非独肺也"的理论作为指导，从调节机体整体阴阳入手，以肝木反侮肺金为致病机制，重在平衡脏腑之间的生克关系，以达到阴阳平衡的治疗效果。在日常的临床实践中发现，部分过敏性咳嗽的患儿其舌脉特征表现为舌体或舌尖红、脉细数。其体征多有咽干、口苦、手足逆冷、心烦、寐不安。其临床表现、基本体征和舌脉与四逆证相符。诊断标准：根据 1998 年 10 月全国儿科哮喘协作组修改制定的诊断标准。①咳嗽持续或反复发作 > 1 个月，常在夜间和（或）清晨发作，运动后加重，痰少，临床无感染征象，或经较长期抗生素治疗无效。②气管舒张剂治疗可使咳嗽发作缓解（基本诊断条件）。③有个人过敏史或家族过敏史，变应原试验阳性可作辅助诊断。④气道呈高反应性特征，支气管激发试验阳性可作辅助诊断。⑤除外其他原因引起的慢性咳嗽。临床表现：咳嗽发作时间以夜间或清晨为主，剧烈活动或吸入冷空气及闻刺激性气味（油烟、油漆、汽油）可诱发。无发热及呼吸困难。咳嗽特点：①单声呛咳，咳声不均，声低无力。②咽痒或咽部不适，似有物黏牢但无痰咳出。③平时性情急躁，睡眠不安，大便干结，颈以上汗多。④舌象多表现有花剥苔，咽后壁滤泡较大而充血。肺部听诊呼吸音粗，部分可闻及少许干、湿性啰音。血常规正常，X 线胸透或胸片示心、肺未见异常。过敏性咳嗽属于现代医学的变态反应性的疾病，其发病的外因是有一定的过敏原刺激（包括气候变化、饮食物的不同，性味等），其内因是气道的致敏高反应状态。本研究认为这种高反应状态属于肝气犯肺，阳气被遏，郁热不能外达致肺失宣肃。

【临床应用】

陆氏等[12]使用四逆散加减治疗过敏性咳嗽患者 60 例，处方：枳实 6g、白芍 6g、柴胡 5g、炙甘草 3g、射干 10g、枇杷叶 6g、竹茹 3g、僵蚕 5g、青蒿 5g、款冬花 15g、前胡 5g、川贝母 3g、瓜蒌皮 10g。每日 1 剂，水煎 1 次，分 2 次服用。7 天为 1 个疗程，2 个疗程后统计疗效。治疗结果：总有效率 85%，与对照组相比，$P < 0.05$。

参考文献

[1] 张凤春，刘丽莉，宋春华. 针药并用治疗小儿腹痛型癫痫 40 例临床观察. 针灸临床杂志，2003，19（5）：18

[2] 陈元品. 四逆散加味治疗小儿屏气综合征 56 例. 四川中医，2004，22（10）：78

［3］吴肖妮，卢俊明. 四逆散加味治疗小儿再发性腹痛 100 例疗效观察. 浙江临床医学，2007，9（8）：1077

［4］钱泽全，元君辉. 四逆散加味治疗儿童功能性再发性腹痛 20 例疗效观察. 安徽中医临床杂志，2002，14（1）：20

［5］闵庆丽. 四逆散加减治疗小儿功能性腹痛 22 例. 辽宁中医学院学报，2002，4（4）：286

［6］詹雪梅，吴长明. 四逆散加味治疗小儿腹痛 58 例. 浙江中西医结合杂志，2000，10（5）：312

［7］陈捷，林进汉，金立华，陈锡文，孙忠敏. 大黄四逆散治疗小儿粘连性肠梗阻临床和实验观察. 中医药学刊，2006，24（5）：82

［8］温淑端，洪冰. 小儿夏季热四逆散加味治验 1 则. 海军医学，2006，27（2）：179

［9］周志忠，周铁. 四逆散儿科应用举隅. 浙江中医杂志，2000，35（10）：443

［10］沈桂珍. 四逆散在儿科的临床活用. 江西中医药，2005，36（6）：52

［11］秦祖元，唐胜，唐艳. 四逆散加味治疗小儿热厥的体会. 四川中医，2008，26（1）：96

［12］陆梅，吕英，成云水. 四逆散治疗小儿过敏性咳嗽的临床观察. 中医儿科杂志，2007，3（3）：34

第五章

骨伤科病证

一、椎动脉型颈椎病

椎动脉型颈椎病是颈椎间质退变本身及其继发的一系列病变如髓核突出或脱出，骨刺形成，韧带肥厚和继发的椎管狭窄等，刺激和压迫了邻近的硬膜囊、神经根、椎动脉引起的一组症候群。《临证指南医案·头痛》云："头为诸阳之会，与厥阴肝脉会于巅；诸阴寒邪不能上逆，为阳气窒塞，浊邪得以上踞；厥阴风火乃能逆上作痛；风火上扰清窍亦可致眩晕。"故临床以疏肝理气、祛风化瘀之加味四逆散治疗本病。本组病例均以颈部僵紧不适、项痛、头痛、头晕为主诉，查体见颈椎棘突间或两侧压痛明显，颈椎挤压试验（＋）、椎动脉扭曲试验（＋）、CT、X 线摄片示颈椎间盘突出或颈椎骨质增生，并排除神经科等他科疾病者。

【临床应用】

隋氏等[1]应用加味四逆散治疗椎动脉型颈椎病 32 例，取得满意疗效。组方为：柴胡、枳壳、白（赤）芍、甘草、葛根、川芎、地龙、菊花、鸡血藤，兼脾虚痰湿上蒙者加半夏、茯苓、白术、苍术、细辛；兼肝肾阴虚者酌加生地、钩藤、枸杞子、川牛膝、旱莲草、牡蛎；耗伤气血者酌加黄芪、当归、阿胶、大枣；日久瘀甚，头痛顽固性者酌加虫类搜逐之品全蝎、蜈蚣等。水煎服，日1剂，分早晚2次服。治疗效果：临床治愈20例，显效6例，有效5例，无效1例，总有效率96.9%。

按：临床运用加味四逆散治疗椎动脉型颈椎病，其中柴胡、枳壳疏肝理气；葛根、地龙、川芎引经舒筋；白(赤)芍、鸡血藤养血活血；菊花清利头目；甘草调和诸药。如肝郁乘脾致脾虚内生痰湿，虚风夹痰湿上扰清窍则酌加半夏、茯苓、白术等健脾化痰祛湿之品；例如肝郁日久伤阴致肝肾阴虚、虚风上扰者酌加生地、牡蛎、钩藤以滋阴熄风；久郁耗伤气血致清窍失养者酌加黄芪、当归、阿胶等益气养血；如浊邪痰阻较甚可酌加全蝎、蜈蚣等逐邪通脉较甚之品，另外如有痰湿郁火化热，阴虚及阳等情况，亦当随症加减，辨证论治。一般服药6剂，均可收到较明显疗效。

二、慢性布鲁菌病骨关节疼痛

布鲁菌病（简称布病）是由布鲁菌感染而引起的一种人兽共患变态反应性传染病。由于人们对布病缺乏足够的认识，经常造成急性布病的误诊、错诊、漏诊而转成慢性布病，而骨关节疼痛是慢性布病三大主要症状之一，难于治愈，给患者带来极大的痛苦。慢性布病的骨关节疼痛是由于布鲁菌、布鲁菌代谢产物及内毒素不断进入血流，反复刺激使其敏感性增高，发生变态反应性改变，形成肉芽肿、纤维组织增生等慢性炎性病变。因加味四逆散为纯中药方剂，具有活血化瘀止痛功效，并经动物实验证明加味四逆散具有明显的抑菌和免疫调控作用，而磷酸氯喹一直作为治疗系统性红斑狼疮和类风湿关节炎的重要药物而应用于临床，故根据这一特性，临床将磷酸氯喹与加味四逆散联合用药用于慢性布鲁菌病的骨关节疼痛治疗上，其具有复杂的抗炎、免疫抑制和免疫调节作用，因此收效颇佳。

【临床应用】

张氏等[2]采用磷酸氯喹和加味四逆散联合用药治疗慢性布病的骨关节疼痛68例，收到了较好治疗效果。组方为：加味四逆散将柴胡 12g、黄芩 12g、连翘 12g、豨莶草 12g、丹参 12g、延胡索 9g、桃仁 9g、枳壳 9g、木瓜 9g、防己 9g、秦艽 9g、瓜蒌 6g、薏苡仁 6g、山楂 6g、山药 6g、白芍 6g、甘草 6g。按此比例，配成散剂，研磨成粉末，制成胶囊，每粒胶囊药物含量为 0.3g。用磷酸氯喹和加味四逆散联合用药进行治疗。成人用量：磷酸氯喹每间隔 1 天口服 1 片（0.25g）；加味四逆散，每日 1～2 次，每次 10g，两种药联合使用，21 天为 1 个疗程，间隔 7 天后再用下 1 个疗程，共用药 3 个疗程，分别观察各个疗程病人疼痛症状的转归情况。68 例病人经过 1 个疗程的用药治疗后，显效 30 例、有效 37 例、无效 1 例，总有效率为 98.53%，但无 1 例痊愈。用药第 2 个疗程后，显效 43 例、有效 4 例、痊愈 20 例，痊愈率 29.85%，总有效率为 100%（第 1 疗程治疗无效的 1 例拒绝再治疗，观察病例数变为 67 例）。用药第 3 个疗程后，显效 3 例、有效 3 例、痊愈 61 例，痊愈率 91.05%，总有效率为 100%。另外，经过 3 个疗程治疗仍未痊愈的 6 例病人继续治疗，在半年内均已痊愈。

三、腰腿痛

腰腿痛发病机制不外乎虚实两端。其一以实为标：主要责之为风寒湿邪及外伤瘀血，经络不通，筋骨不利，不通则痛。其二指因虚所致：肝主筋，肾主骨，肝肾精血不足，筋骨不健，复因外伤瘀血及风寒湿邪侵袭，气血痹阻，不通则痛。或实或虚，或虚实夹杂。《素问·骨空论》云："督脉为病，脊强反折。"说明腰痛病变与督脉有关。四逆散中柴胡入肝胆经，疏肝解郁，透邪升阳，条达肝气；白芍补血敛阴，养肝柔肝。两药相配，柔肝体和肝用，气血兼调。枳实行气散结，合柴胡升降互用，以增疏畅气机之力。甘草健脾和中，合白芍缓急止痛，取芍药甘草汤之义。故四药合用，应用于临床腰腿痛的治疗中，可共成疏畅气机，是缓急止痛之良方。

【临床应用】

廖氏[3]采用四逆散治疗腰腿痛，疗效颇佳。组方为：证属风湿痹阻者，合独活寄生汤加减；寒湿痹阻者，合甘姜苓术汤（肾着汤）加味；湿热痹阻者，合加味二妙散加减；气滞血瘀者，合身痛逐瘀汤或复元活血汤加减；肾阳虚衰者，合温肾壮阳方（熟附子15g，骨碎补15g，巴戟天15g，仙茅18g，杜仲24g，黄芪30g，白术15g，乌梢蛇20g，血竭6g，桂枝9g）加减；肝肾阴虚者，合养阴通络方（熟地黄30g，何首乌30g，女贞子24g，白芍24g，牡丹皮15g，知母12g，木瓜18g，牛膝15g，蜂房12g，乌梢蛇20g，全蝎9g，五灵脂15g，地骨皮20g）加减。

【病案举例】

1. 腰椎间盘突出症：刘某，男，63岁，2002年3月14日初诊。主诉反复腰腿痛10年，加重3个月。症见腰腿濡痛重着，转侧不利，反复发作，阴雨天加重，微恶风，喜温，口不渴，夜尿多，大便正常。舌质淡，苔白，脉沉弦无力。查体：$L_{4~5}$、$L_5 ~ S_1$ 椎间、椎旁压痛、双下肢直腿抬高试验阳性，加强试验阳性。CT示：$L_{4~5}$椎间盘向左突出，$L_5 ~ S_1$ 椎间盘向右突出。西医诊为腰椎间盘突出症；中医诊为痹病，证属肝肾不足为本，风湿痹阻为标。治以祛风除湿，蠲痹止痛，补益肝肾，拟方独活寄生汤合四逆散加减。处方：独活20g，桑寄生20g，怀牛膝20g，杜仲20g，防风10g，细辛6g，当归15g，熟地15g，白芍30g，川芎15g，党参30g，茯苓15g，桂枝20g，柴胡15g，枳实15g，炙甘草10g。水煎服，每日1剂。服5剂后，腰腿痛明显减轻。再服15剂，诸症消失。继服原方20剂巩固治疗，2日1剂。3年后随访未再复发。[3]

2. 腰肌劳损：王某，女，30岁，2004年5月7日初诊。主诉反复腰痛3年余，加重1周。症见腰部冷痛重着，转侧不利，日轻夜重，遇阴雨天或劳累后加重，腰部喜温。舌质淡暗，苔白腻，脉沉紧。查体：腰肌有压痛，双下肢直腿抬高阴性。西医诊为腰肌劳损；中医诊为腰痛，证属寒湿痹阻。治以散寒除湿，通络止痛，方用肾着汤合四逆散加味。处方：柴胡15g，枳实15g，白芍30g，炙甘草10g，干姜15g，茯苓30g，白术15g，当归15g，川芎15g，川续断20g，杜仲20g，怀牛膝20g。水煎服，每日1剂。服3剂后腰痛症状大减。再服3剂后，诸症消失。后考虑腰痛日久，肝肾精血不足，故以独活寄生汤合四逆散加减巩固治疗，予服10剂，2日1剂。1年后随访未见复发。[3]

3. 急性腰扭伤：赵某，男，40 岁，2005 年 3 月 4 日初诊。3 天前因抬物用力不慎致腰部扭伤，症见腰痛剧烈，刺痛为主，时感牵掣左下肢痛，俯仰活动艰难，二便正常，痛处拒按，舌质暗，苔薄白，脉沉涩。证属气滞血瘀，拟行气活血、通络止痛，方用复元活血汤合四逆散加减。处方：柴胡 15g，花粉 15g，当归 15g，甘草 10g，地龙 15g，桃仁 15g，红花 10g，酒军 10g，枳实 15g，赤芍 20g，白芍 20g，川牛膝 15g。水煎服，每日 1 剂。服 3 剂后诸症消失，活动自如。[3]

4. 干性坐骨神经痛：黄某，女，45 岁，2004 年 7 月 20 日初诊。主诉右下肢痛 10 天。症见右腿胀痛，活动不利，无明显恶寒发热，口不渴，纳食可，二便正常。舌质淡红，苔薄白，脉弦。查体：腰椎无压痛，右下肢直腿抬高试验阳性，加强试验阴性。西医诊为干性坐骨神经痛；中医诊为痹病，证属气机郁滞。治宜条达气机，方用四逆散加味。处方：柴胡 15g，枳实 15g，白芍 30g，炙甘草 10g，当归 15g，川芎 15g，川牛膝 15g，鸡血藤 20g。水煎服，每日 1 剂。服 3 剂后右腿痛止。[4]

按：四逆散出自《伤寒论》，主治阳郁厥逆证和肝郁脾滞证，后世常用于肝胆气郁或肝脾不和所致的胁脘疼痛等证。《灵枢·经脉》云："肝足厥阴之脉……与督脉会于巅"；"是动则病，腰痛不可以俯仰"。肝经异常变动，可以出现腰痛。腰腿痛又与足六经经气不畅有关。四逆散一方面条达肝气，养血柔肝，可以直接治疗腰痛；一方面疏利少阳枢纽，从而调畅足六经经气，复因芍药甘草汤缓急止痛之功，共使腰腿痛止。

参考文献

[1] 隋明军，栾光法. 加味四逆散治疗椎动脉型颈椎病 32 例疗效观察. 实用中西医结合杂志，1998，11（8）：714

[2] 张振国，狄新彦，等. 联合用药治疗慢性布鲁菌病骨关节疼痛疗效分析. 中国人兽共患病学报，2007，23（7）：738

[3] 廖伯年. 四逆散在腰腿痛中的应用. 四川中医，2006，24（11）：47

第六章

皮肤科病证

一、带状疱疹

带状疱疹是常见的皮肤病，中医学称为"蛇丹"、"缠腰火丹"，俗称"缠腰疮"或"蜘蛛疮"。始发于背胁腰腹部，甚至面部，疼痛剧烈，患者颇为痛苦。本病是由水痘-带状疱疹病毒所引起，以沿身体一侧的皮肤周围神经出现成簇的水疱，并伴有神经痛为主要症状。临床疱疹分批出现，成群或成簇状，一般经丘疹、水疱、脓疱、结痂等阶段。《素问·至真要大论》云："诸痛痒疮，皆属于心"，阐明了皮肤病的痛痒都与心、火、瘀有关，所以治疗宜清热解毒、祛风止痛。用四逆散加减治疗带状疱疹，可获一定疗效。柴胡之辛疏畅气机，宣通腠理；枳实之苦行气消痞，泄其停滞；芍药之酸益阴柔肝，缓解疼痛；甘草之甘缓其紧迫，使经脉复归和柔。因此病多由肝经郁毒所致，易疏肝理气，清热祛湿、活血镇痛，标本兼治，故获佳效。诊断标准：按《临床皮肤病学》和《中医外科学》带状疱疹的诊断标准及证候分型：①前驱症状：一般先有轻度发热，全身不适以及患部皮肤灼热、神经痛或皮肤感觉过敏等。②症状：皮疹为不规则红斑，局部有水疱，常发生于身体的一侧，沿某一神经分布区呈带状排列，各簇水疱之间隔以正常皮肤。伴灼热刺痛，口干口苦，心烦急躁，舌红苔薄黄或腻。

【临床应用】

徐氏[1]应用四逆散加减治疗带状疱疹12例，取得满意疗效。组方为：柴胡15g，芍药15g，枳实15g，甘草12g，瓜蒌10g，丹参12g，夏枯草10g，郁金10g。水煎服，日1剂。治疗结果：痊愈10例，显效2例，有效率100%。

【病案举例】

王某，男，50岁，2003年3月6日初诊。两胁痒痛、胸痛20多天。诊见两胁间出现透明澄清的水疱，患处见水疱破裂，形成糜烂面，患者自述夜间疼痛，溲黄，大便干燥。舌质暗红，苔白腻，脉弦数。初诊为肝经湿热，气滞血瘀。治宜疏肝理气，清热祛湿，活血镇痛。方以四逆散加减：柴胡、枳实、瓜蒌各10g，白芍30g，丹参、夏枯草、延胡索各20g，郁金12g，川芎15g，甘草6g。水煎服，日1剂。患者服药15剂后，水疱结痂脱落，疼痛消失，皮肤恢复正常。

按：中医学对带状疱疹的认识是从人体的整体观点出发的，不仅注意到外感六淫，而且重视内因七情以及饮食劳倦等致病因素。机体在各种致病因素作用下，发生邪正消长、阴阳失调、气血津液和脏腑功能的紊乱，通过经络的联系，在体表出现皮肤病变。案中患者因平素心情郁闷，过食辛辣之品，导致肝气郁结，气血津液流通不畅，湿热循经发于体表。《外科大成·诸痒》云："诸疮痛痒，皆属于火"。阐明了皮肤病的痛痒都与心、火、瘀有关，而四逆散又能治心经实热，善能引导心火下行，疏散肝经之瘀。方中柴胡疏肝经之瘀，以解生火之源；枳实破气下行，能泄小肠实热；芍药补肝阴以制阳亢；甘草清热解毒。加夏枯草、丹参、延胡索、郁金等药，诸药合用，共奏泻火解毒、行气止痛之功效。综上所述，皮肤病虽发病部位不同，症状表现各异，但均属内瘀化火、湿热合邪所致，故用四逆散加减可取得较好的疗效，值得临床推广应用。

二、带状疱疹后遗疼痛

带状疱疹始发于背胁腰腹部，甚至面部，疼痛剧烈，患者颇为痛苦。以沿身体一侧的皮肤周围神经出现成簇的水疱，并伴有神经痛为主要症状。临床疱疹分批出现，成群或成簇状，一般经丘疹、水疱、脓疱、结痂等阶段。带状疱疹后疼痛属邪毒未尽、郁火入络，经络瘀阻，滞涩不通，如果出现刺痛，烧灼痛，阵性痛剧，缠绵难愈且病位固定，触之尤甚，宜用加味左金四逆散，效果较好。其中左金丸清热止痛，泻肝胆实火：吴茱萸疏肝解郁，行气止痛；黄连清热解毒泻火；四逆散具有升降气机，也具有疏肝行气止痛之功；再加郁金行气解服，凉血破瘀；川芎、延胡索活血理气止痛；全方共奏清热解毒，活血通络，行气止痛，起到痛止病愈的作用。

【临床应用】

王氏等[2]应用加味左金四逆散治疗带状疱疹后遗疼痛25例，取得满意疗效。组方：白芍20g，柴胡、枳壳、延胡索各12g，川芎、郁金10g，甘草、黄连、吴茱萸各6g。气虚加黄芪；血虚加当归；血热加丹皮，胸闷加瓜蒌。上药用冷水先泡10分钟，加温煮沸熬10分钟，3次取汁约600ml，分3剂温服，每日1剂，5天为1个疗程。疗效观察：显效（服药5天内疼痛消失8例），占32%；有效（服药1~10天，疼痛消失或者缓解15例）占60%；无效（服药10~15天疼痛仍不缓解或加剧者）2%；总有效率为92%。

【病案举例】

常某，女，32岁，1995年2月15日就诊，右乳旁开始发现瘙痒，微痛，第2天出现密集水疱，破溃疼痛，经皮肤科诊断为"带状疱疹"，服甲氰米呱，维生素C片，配合激光治疗，5天后疱疹消失，溃烂结痂；约1周后痂脱而愈，但疼痛不减，呈烧灼痛，阵发加剧，触之更甚，沿右肋第4~5肋间放射，且夜间不能入睡，在神经科治疗，服止痛片及封闭治疗，暂时缓解，时而复发，痛苦病容，精神不佳，伴口苦，烦躁，便秘，尿黄，舌质红，苔薄黄，脉弦数。西医诊断带状疱疹后遗神经痛，中医诊断为胁痛，此为邪毒未尽，肝胆火盛，湿热郁积，瘀滞不通，当清热泻火解毒，活血行气通络。应用加味左金四逆散，服药 2 天后，疼痛缓解，再服 5 天后，疼痛停止，症状消失，舌脉复常，踪访半年未见复发。

按：带状疱疹其病因多为肝经湿热郁积化火，常用中药龙胆泻肝汤或西药甲氰米呱配合维生素以及激光治疗，效果显著，一般不留后遗症。但有部分患者出现带状疱疹后疼痛，给患者带来痛苦，如果持续时间过长，可为不可逆性，所以应予重视，及早治疗。目前治疗带状疱疹后遗疼痛，西医常用止痛剂、维生素、封闭疗法，常可使疼痛缓解，但不彻底。

三、手足紫绀症

手足紫绀症是一种血管痉挛状态，其特点为四肢皮肤呈持续、均匀的青紫色，伴有局部皮肤温度降低，而四肢脉搏正常，病因尚未明确。发病年龄多在 20～50 岁，以青年女性多见。精神异常病例中发病率较高。常温下持续的毛细血管前小动脉痉挛，导致血流减少、皮肤青紫和皮温降低，而静脉张力减低，产生继发性扩张，毛细血管中血液潴留，真皮乳头下静脉丛中含氧量低而血红蛋白增加，引起皮肤的青紫色，抬高患肢可使静脉扩张和皮肤青紫消失，患肢下垂可使青紫加重和静脉充盈过度。四肢末端特别是手和前臂有持续均匀的青紫，而足和腿受累不显著，其他部位的皮色正常。青紫在寒冷环境中加重，在温热环境中减轻，但通常不完全消失。局部加压后可产生白色斑点，消退缓慢。可能伴有手掌表面多汗，手指肿胀、麻木、僵硬或局限性压痛。皮肤温度降低，而患肢脉搏正常。不发生溃疡或坏疽等组织营养改变。现代医学尚无特效治疗方法，仅应用扩血管药物短期改善症状。《伤寒论》少阴篇第 318 条云："少阴病，四逆，其人或咳、或悸、或小便不利、或腹中痛、或泄利下重者"之主方。历代有注家认为本证的"四逆"是阳气不能布达四肢所致。"四逆"绝非寒厥、热厥之厥逆，乃阳气郁于里，阴阻于阳，阳的伸展性不足引起四肢不温。故临床常用四逆散加味治疗，疗效颇佳。诊断全部符合九版《实用内科学》中有关于手足紫绀症诊断：①临床表现主要为常温下持续出现手和（或）足的均匀青紫，寒冷环境中加重，温热环境中减轻，但通常不完全消失，常伴有手指肿胀或麻木、僵硬或局限性压痛。②患肢皮肤温度降低，而脉搏正常。③无杵状指或心脏杂音，无慢性胸、肺疾病。

【临床应用】

赵氏等[3]应用加味四逆散治疗手足紫绀 26 例，疗效较好。组方为：柴胡 10g，枳实 10g，芍药 10g，甘草 6g，桂枝 10g，细辛 3g，通草 10g。水煎服，日 1 剂　7 剂为 1 个疗程。治愈（治疗 2～4 个疗程，症状完全消失。随访 1 年未复发）14 例；显效（治疗 2～4 个疗程，症状明显改善）8 例；有效（治疗 2～4 个疗程，症状有所减轻）4 例；总有效率 100%，痊愈率 53.8%。

【病案举例】

李某，女，42 岁，于 2001 年 11 月 6 日就诊。5 年前冬季用抹布蘸白灰水粉刷墙壁后出现双手冰凉、均匀青紫，伴有皮肤干燥、麻木、轻度疼痛，且每年冬季症状加重，并出现皲裂、冻疮。双侧桡动脉搏动正常，触诊双手指冰凉。舌淡红、苔薄黄，脉弦数。经上方治疗 2 个疗程后，症状明显减轻，连续治疗 4 个疗程，虽值冬季，但症状完全消失。追访 2 年未复发。

按：手足紫绀症属中医"痹证"范畴。其病机为气血失调、营卫不和、寒滞经络，阳气不能外达四末。治宜和营卫、通阳气。此症患者并无恶寒身冷、舌淡、脉沉等阳虚之证。四逆散加味方中柴胡疏肝、升阳、解郁，枳实散积通滞。二者配伍，使郁者得解，滞者得散，阳气疏达。白芍配甘草和血脉以利阴，即"治其阳者，必调其阴；理其气者，必调其血"之意。加桂枝、细辛、通草温经散寒，调营卫并有通阳气作用。诸药合用，可使营卫调和，肝气调达，郁阳得升。

参考文献

[1] 徐保来. 四逆散加减治疗带状疱疹 12 例. 河南中医学院学报，2005，20（3）：65

[2] 王永多，李寿彭. 加味左金四逆散治疗带状疱疹后疼痛 25 例. 实用中医药杂志，1996，12（6）：13

[3] 赵小玲，侯萍. 四逆散加味治疗手足紫绀 26 例. 实用中医内科杂志，2005，10（4）：373

第七章

五官科病证

一、耳聋

耳鸣、耳聋都是听觉异常的症状，以病人自觉耳内鸣响，如闻潮声，影响日常生活的称为耳聋。其病因有风热上受，客邪蒙窍，内有痰火肝热，蒸动浊气上壅。胆经上入于耳，肝胆之火循经上壅，易成耳鸣耳聋，以"两耳蝉鸣，时轻时重，有时闭塞如聋；胸中烦闷，痰多口苦，或胁痛，喜太息，耳道胀痛，二便不畅；苔薄黄而腻，脉弦滑"为临床表现。故临床以疏肝解郁为法，用四逆散化裁之柴胡疏肝散加减治疗耳聋，取得较好疗效。由四逆散去枳实，加陈皮、枳壳、香附、川芎组成，能疏肝理气，活血止痛。主治肝气郁结，胁肋疼痛，往来寒热，以及痛经等症。

【临床应用】

袁氏等[1]应用柴胡疏肝散加减治疗耳聋68 例，效果颇佳。组方为：醋炒陈皮、柴胡、川芎、香附、麸炒枳壳、白芍各 10g，甘草6g。失眠加远志、龙骨；膈上烦热加桔梗、豆豉、山栀；痰多者加半夏、竹茹；热甚者加黄连、黄芩。水煎，日服 1 剂，5～6 剂为 1 个疗程。结果：临床治愈 37 例（54.4%），显效 20 例（29.4%），有效 10 例（14.7%），无效 1 例。

按：耳聋辨证有新久虚实之分，一般新病多因风热、客邪、痰火、肝胆郁热等引起，或因恼怒，多属实证，用四逆散化裁之柴胡疏肝散加减治疗，效果显著。此外本方在疏肝理气解郁的同时，还能活血、行气、止痛，对有外伤史的耳鸣耳聋患者尤为适宜。

二、神经性耳鸣耳聋

1988 年日本突发性耳聋协会修订的神经性耳鸣耳聋诊断标准为：耳聋突发，感音神经性聋，病因不明，可伴耳鸣、恶心、呕吐，但无反复发作；无其他颅神经症状；初诊时纯音听阈平均值（PTA）>30dB。西医认为与内耳血管功能障碍有关。在中医学则属耳鸣、耳聋范畴。中医认为耳鸣、耳聋多为肝气上逆，外邪侵袭，气滞血瘀，痰浊内停，肝肾不足使耳窍失养而发为耳鸣、耳聋。四逆散加味依此原则，在治疗上着眼于疏发肝气，活血通窍，滋补肝肾来改善脑血流循环，疏通耳内微血管。

【临床应用】

陈氏[2]应用四逆散加味治疗神经性耳聋耳鸣 40 例，取得满意疗效。组方为：柴胡、白芍、枳壳、郁金各 10g，五味子 9g，三棱、莪术各 12g，山萸肉 15g，磁石 20g（先煎），炙甘草 6g；加减法：恶心、呕吐者加半夏 10g，茯苓 15g；失眠者加炒枣仁 15g，夜交藤 30g；伴有眩晕加菊花 10g，白蒺藜 12g；高血压者加牛膝 15g，钩藤 20g，石决明 30g（先煎）。每日 1 剂，水煎服。对照组患者均用常规血管扩张剂和神经营养药治疗：罂粟碱 60mg 溶于 10% 葡萄糖溶液 500ml 中静脉点滴，每天 1 次。同时口服烟酸 50mg，三磷酸腺苷 40mg，3 片，每天 3 次，两组均以 10 天为 1 个疗程，2 个疗程后统计疗效。经 2 个疗程治疗，治疗组 40 例中，痊愈 19 例，占 47.5%；显效 10 例，占 25%；有效 8 例，占 20%；无效 3 例，占 7.5%，总有效率为 92.5%。对照组 32 例中，痊愈 9 例，占 28%；显效 7 例，占 22%；有效 8 例，占 25%；无效 8 例，占 25%，总有效率为 75%。两组疗效相比，有显著差异（$P<0.05$）。

按：本方以四逆散疏发肝气，用三棱、莪术、郁金、菖蒲治血通窍，治本则以五味子、山萸肉、磁石补肾聪耳，二者合用兼收治标治本之功。本方由于切中病机，故有满意疗效。

三、急性视神经炎

急性视神经炎（包括视神经乳头炎和球后视神经炎）是一种常见的视神经疾病，为眼科常见的急重症之一，发病患者多为青壮年和儿童。发病原因复杂，与邻近组织病灶感染、全身疾病、药物中毒、眼局部炎症蔓延及营养代谢疾病有关，确切病因往往不易确定，表现为双眼或单眼视力迅速减退。诊断标准参考《眼科全书》制定，内容如下：①症状：视力急剧下降，一般为0.1以下，多数患者诉眼球后部轻微胀痛、眼球转动痛加重，球后视神经炎者较视神经乳头炎者发病更急、更重。②眼底检查：急性视乳头炎患者表现为视神经乳头充血水肿、边界模糊、隆起＜3D，视乳头表面及邻近视网膜可有少量小点状、火焰状出血与黄白渗出，荧光造影下动脉期毛细血管扩张、静脉期以后出现渗漏。球后视神经炎者眼底正常。③视野改变：患者有典型的中心暗点、旁中心暗点、生理盲点扩大或哑铃状暗点等，亦可见周边视野向心性缩小。④瞳孔：单眼发病者患眼瞳孔不同程度散大，biareusgurm征阳性，直接光反射与对侧眼的间接光反射迟钝或消失，而患眼的间接光反射与对侧眼的直接光反射存在；双眼发病者双侧瞳孔中等或极度散大，直接与间接对光反射均迟钝或消失。中医辨证标准：参考《中医眼科学》和1994年国家中医药管理局颁布的《中医病证诊断疗效标准》并结合临床制定，肝气郁结、瘀血阻络症：①视力急降。②眼球压痛或眼球转动痛。③精神抑郁。④胸胁胀痛。⑤头痛耳鸣。⑥脘闷食少。⑦口苦咽干。⑧舌质淡暗，苔白。⑨脉弦细涩。具备：①和（或）②及后7项中任意3项及以上者即可诊断。治疗原则主要是去除病因和对症处理，急性视神经炎发生时，由于视神经组织肿胀，其内部压力增高，导致轴浆运输及血液循环障碍，若治疗不及时或方法不当，晚期极易引起视神经继发性萎缩。因此，视神经炎一经明确诊断，应立即采取抢救治疗措施，及时给予足量的糖皮质激素和抗炎治疗，使炎症或水肿尽快消退，使视功能获得最大程度的恢复，避免错失治疗的最佳时机导致不可逆性视力损害。在治疗过程中，合理辅以抗生素、神经营养类药物如 B 族维生素、能量合剂、血管扩张剂等疗法，能有效缩短病程，加速视力的恢复。本病应用糖皮质激素治疗已经基本达成共识，但是单用激素副作用较多，且对患者的个体性差异较大，有些患者效果并不理想。《医学纲目》说："肝主目，肝中郁解，则目之玄府通利而明矣。"因此根据本病的病机，采用具有疏肝解郁、活血祛湿解毒之效的加味四逆散治疗本病。加味四逆散是在仲景名方四逆散的基础上加入排脓散、三七、丹参、川芎、赤芍、益母草而成。方中柴胡、白芍相配疏肝理气，桔梗、枳壳相伍一升一降，调畅气机，薏苡仁清热祛湿解毒，三七、丹参、川芎、赤芍活血化瘀。经现代药理证实，此类药物能够通过扩张血管，改善微循环，抗炎、抗过敏，改善视神经缺氧，增加营养物质，缓解组织水肿，减轻局部压力。加快视神经的新陈代谢和轴浆运输速度以利于视神经纤维功能的恢复。益母草活血而兼有利水祛湿之功，炙甘草调和药性。诸药合用共奏疏肝解郁、活血祛湿解毒之功。因此本病如能采用中西医结合治疗常能收到较好的临床疗效。

【临床应用】

王氏等[3]采用中西医结合治疗急性视神经炎 20 例，取得较为满意的效果。病例随机分为对照组和治疗组，患者确诊后均立即给予地塞米松 10mg 加入 5% 葡萄糖 500ml 中静脉点滴，1 次/天，每 3 天地塞米松递减 2.5mg，当地塞米松减为 5mg 连续应用 3 天后，改为口服泼尼松 30mg，晨起顿服，以后可根据病情适当减量，一般为每 5 天减量 5mg，减为 5mg 时维持，并辅以抗生素、ATP、辅酶 A、肌苷、维生素 B 族类药物治疗；治疗组在此基础上加服加味四逆散中药（柴胡 15g、白芍 15g、枳壳 10g、炙甘草 5g、桔梗 15g、薏苡仁 20g、三七 10g、丹参 15g、川芎 10g、赤芍 15g、益母草 20g），每日 1 剂，分 2 次服用。14 剂为 1 个疗程，共观察 2 个疗程。治疗结果：治疗组例数 20 人，治愈 5 例（25.0%），显效 6 例（30.0%），有效 8 例（40.0%），无效 1 例（5.0%），总有效率 95.0%；对照组例数 20 人，治愈 1 例（5.0%），显效 7 例（35.0%），有效 5 例（25.0%），无效 7 例（35.0%），总有效率 65.0%。

　　按：急性视神经炎属于中医的"暴盲"范畴。发病原因多由暴怒惊恐或平素情志抑郁引起肝失疏泄，气机郁结、玄府闭塞所致。因"目为肝之窍。肝气通于目，肝和则目能辨五色，肝受血而能视"。肝气郁结，气机升降失常，导致气血水湿、痰浊壅滞阻塞。目系脉络，目失所养故出现视物不见，眼球胀痛或转动牵引性疼痛等表现，根据本研究的结果显示，治疗组的疗效显著优于对照组，两组之间的差异有统计学意义（$P < 0.05$）。而且治疗组在提高视力、改善视野、加速眼底出血和水肿的吸收等方面都优于对照组。表明加味四逆散能够显著改善急性视神经炎患者的临床症状，提高视力，缩小视野中心暗点、扩大周边视野，减轻视神经乳头充血、水肿，促进网膜出血的吸收，因此加味四逆散治疗急性视神经炎有较好的临床疗效。与激素配合使用可缩短激素应用疗程，并可减轻激素的不良反应，减少复发率，值得在临床上推广应用。

四、口疮

　　口疮是好发于青壮年的一种常见口腔黏膜病，以口腔黏膜上反复发作的孤立性溃疡为其特征。最初在唇、颊、舌缘等处黏膜上，出现单个或 $2 \sim 3$ 个充血发红区域、灼痛，随后出现小疱，小疱迅速破溃而形成约 $0.3 \sim 0.5 cm$ 大小的圆形或椭圆形溃疡，表面覆盖灰白色假膜，遇酸、甜、冷、热刺激时疼痛加剧，唾液增多，影响进食。其复发率较高，由于病程缠绵，愈而复发，若不及时治疗，将会给患者带来很大痛苦。对于复发性口疮的辨证治疗，《灵枢·脉度》篇云："脾气通于口，脾和则知五谷矣。"故应从脾胃运化功能着眼，并结合全身情况进行辨治。由于肝脾两脏的关系密切，肝藏血而主疏泄；脾统血，主运化而为气血生化之源。肝的疏泄功能和脾的运化功能之间常相互影响。脾的运化，有赖于肝的疏泄。如肝的疏泄功能异常，则不仅能影响脾的升清功能，还能影响胃的降浊功能，此被称为"木旺乘土"。肝的疏泄功能正常，有助于脾胃的运化功能。显然，复发性口疮与肝脾胃联系较为密切，因此宜选用四逆散为基本方调和肝脾，随症加味，收效甚验。

【临床应用】

岑氏[4]运用四逆散合封髓丹治疗口疮47例,取得较好疗效。组方为:柴胡6g,枳实9g,白芍12g,生甘草6g,黄柏9g,砂仁6g,栀子9g,神曲6g;心烦易怒者加牡丹皮9g、薄荷6g、麦芽15g;口淡纳呆,苔厚腻加白术30g,麦芽25g;失眠多梦加黄连6g;大便溏烂加茯苓20g,白术15g,扁豆衣6g;大便干结加大黄9g。每天1剂,水煎2次,每次煎煮20分钟,混合后分2次口服;10天为1个疗程,连用3个疗程判断疗效。每个疗程间隔3天。结果:治愈14例,占29.7%,显效18例,占38.3%,有效8例,占17%,无效7例,占14.9%,总有效率85.1%。

崔氏[5]运用四逆散加味治疗复发性口疮,效果颇佳。组方为:柴胡12g,枳实12g,白芍12g,炙甘草12g。若脾胃气虚,四肢乏力,舌质淡,脉细,合四君子汤;若脾虚湿停,纳食欠佳,便溏,合参苓白术散;若伴有口燥咽干,口渴喜冷饮,头晕目眩,心烦急躁,手足心热,失眠多梦,腰膝酸软,舌质偏红或舌尖红,舌苔薄黄,脉细弦或细数,合六味地黄汤;若脾胃积热,口臭,烦渴易饥,口燥唇干,合泻黄散。

【病案举例】

张某,男,58岁,干部,于1999年11月20日就诊。患者口腔黏膜溃疡反复发作已10余年,曾用中西药内服及外用,均疗效欠佳,愈而复发,病程缠绵,最长间隔半年即复发,短则2~3个月复发,痛苦异常。此次因工作繁忙,劳累而复发,灼痛明显,遇冷、热、酸、辣等刺激,疼痛加剧,严重影响饮食,伴见口渴咽干。曾用抗生素、维生素及清热解毒之中药,外用口腔溃疡膜,均不见效。经人介绍来我科就诊。检查:口腔黏膜溃疡5个,溃疡在0.3cm×1.0cm左右,分布于唇、颊、舌底及牙龈等处,上覆白色腐物,四周红晕,舌质紫暗,苔白厚,脉象弦滑。辨证属肝经郁热,脾不化湿。治则:疏肝解郁,健脾化湿,养阴清热。处方:柴胡12g,枳实12g,酒白芍12g,竹叶8g,当归15g,川连5g,党参20g,焦白术30g,云苓30g,麦冬20g,砂仁6g,炙甘草12g。水煎服。服用1剂后口腔溃疡、红肿疼痛大减,咀嚼食物时刺痛减轻。再服上方 2 剂而愈，随访未再复发。

按：在口疮患者中，每因精神紧张、疲劳、失眠及感染外邪而发病，多由于使用了广谱抗生素或激素，导致体内菌群失调，免疫功能进一步下降，更易感染外邪，形成恶性循环。临床常表现为本虚标实，虚实夹杂之证。据现代药理研究资料表明，柴胡含皂苷，有镇静、镇痛、镇咳、降压作用；枳实对胃肠平滑肌有兴奋作用，能使胃肠运动收缩节律增强而有力；白芍对多种细菌和多种皮肤真菌有抑制作用；甘草有抗炎、抗过敏作用，能保护发炎的口腔黏膜，减轻刺激。总之，四逆散具有抗炎、抗真菌、镇痛、促进胃肠蠕动，增强消化等作用。

五、失音

失音是指声音嘶哑，甚至完全不能发出声音为主要临床表现的病证。又称作"瘖"。有新久之别，新病多因外感风寒燥热之邪，或痰热内蕴而发病；久病则多属肺肾阴虚。相当于西医的急慢性喉炎、声带病变、癔病性失音、喉头结核等疾病。失音由情志不遂所引起者，因气机不畅，气部化火，火灼肺系而致失音，治疗当以调理气机为主，所以应用四逆散和升降散加减治疗。

【临床应用】

杨氏[6]运用四逆散治疗失音 1 例，效果颇佳。组方为：柴胡 12g，枳壳 9g，赤芍 9g，生甘草 5g，桔梗 15g，射干 9g，焦大黄 5g，僵蚕 6g，蝉衣 5g，天花粉 12g。水煎服，日 1 剂。

【病案举例】

患者女，47 岁，干部。主因头晕咽痛、声音嘶哑、干咳无痰、胸脘憋闷、食欲不振 3 天，自认火旺，口服清音丸、六神丸不效。后又口服银翘散加味，加木蝴蝶、蝉衣等中药治疗，病热益甚，声音难以发出，心中烦急，故来院就诊，服用上述药物第 1 剂后，胸闷顿消，声音即出，咽痛也大减，3 剂尽后，语言恢复正常，咽痛消失，饮食如常。

按：失音有外感、内伤之分，此病人系七情内伤，气闭失音，非风热郁闭，故用疏风清热之品，不能奏效。反而被寒凉遏制，而用四逆散疏肝和胃，调达内外之气，合升降散，升阳中之清，降阴中之浊，以调理上下气机，使之内外，上下气机通畅，并佐以清热利咽之品，治其郁火上炎之标。

六、原发性眶上神经痛

原发性眶上神经痛多发于一侧的三叉神经区域内，双侧发病较少见。发病时眶上切迹触痛明显，疼痛为阵发性，如电击、如刀割、如针扎，持续时间短暂。视力及眼部检查一般正常。常因刷牙、洗脸、吃饭、情绪波动时诱发。中医称之为眉棱骨痛，此证在《原机启微》、《证治准绳》、《审视瑶函》、《眼科探骊》中均有记载，病因多为风邪外袭、寒湿阻滞、火邪郁闭、气血失和等。

【临床应用】

赵氏[7]运用加味四逆散治疗原发性眶上神经痛症，收效颇佳。组方为：柴胡 12g，香附、枳壳、青皮各 9g，川芎、白芷、羌活各 9g，甘草 6g。水煎服，日 1 剂。

【病案举例】

患者张某，女，38 岁，1998 年 1 月 16 日初诊。右眼眼眶痛 15 天，开始因与他人争吵后发生眼痛并头痛，每当服用去痛片后症状减轻，但时隔不久又反复发作。眼部检查：双眼视力 5.0，内外眼无异常，眼压：5.5/4 = 2.73kPa。指压右侧眶上切迹疼痛增剧。右侧头痛，胸胁胀闷，纳呆。舌质淡，苔薄白，脉弦有力。辨证属肝气不舒。治以加味四逆散加神曲 15g，焦楂 15g。每日 1 剂。1 月 18 日复诊，服上方 3 剂，眼痛明显减轻，饮食增加。继以原方服 3 剂，眼痛消失，随访半年未复发。

按：此病证属肝郁气滞者，一侧或双侧眉骨痛，或兼偏头痛，胸胁胀满，舌质淡，苔薄白，脉弦。方用加味四逆散，其中柴胡、香附、枳壳、青皮疏肝理气解郁；川芎、白芷、羌活疏散外邪行气止痛；甘草调和诸药。共奏疏肝解郁，行气止痛之功。

参考文献

［1］ 袁盖国，马正林. 柴胡疏肝散加减治疗耳聋 68 例. 中国社区医师，2005，21 （17）：41

［2］ 陈忠伟. 四逆散加味治疗神经性耳鸣耳聋 40 例. 浙江中医杂志，2002，7 （2）：126

［3］ 王蓉，杜红彦. 加味四逆散为主治疗急性视神经炎的疗效观察. 现代医药卫生，2006，22 （15）：2357

［4］ 岑带辉. 四逆散合封髓丹治疗口疮 47 例. 广西中医药，1997，12 （6）：14

［5］ 崔梅梅. 四逆散加味治疗复发性口疮. 河南中医. 2002，22 （6）：6

［6］ 杨首民. 四逆散治失音验案一例. 实用新医学，2000，2 （3）：288

［7］ 赵长涛. 原发性眶上神经痛证治. 河南中医，2001，21 （3）：55

第八章

泌尿男科病证

一、阳痿

阳痿是指男性在性生活时，阴茎不能勃起或勃起不坚或坚而不久，不能完成正常性生活，或阴茎根本无法插入阴道进行性交。阳痿又称"阳事不举"等，是最常见的男子性功能障碍性疾病。偶尔1~2次性交失败，不能认为就是患了阳痿。只有在性交失败率超过25%时才能诊断为阳痿。据国外有关资料统计，阳痿患者约占全部男性性功能障碍的37%~42%。国内有关调查表明，在成年男性中约有10%的人发生阳痿。阳痿的发生率随年龄的增长而上升。男性在50岁以后，不少人会阳痿，到了65~70岁时阳痿的发生进入高峰。但也因人而异，并非绝对。

阳痿在《内经》中称为"阴痿"。张景岳说："阴痿者，阳不举也。"历代医家认为，阳痿多涉及心肺肝脾肾五脏，临床上多种疾患可出现阳痿。但总的原因是"七情内伤，劳逸过度"、"内生五邪"，从本组病例观察到，阳痿与肾病、心脑血管疾病、肺部疾患、糖尿病、消化系病变、术后、外伤和情志、心态情绪关系较大。且以肾系疾患、精神抑郁病变、心脑血管疾病为多见。从证型上看，以肾阳亏损、肝郁气滞、脾肾阳虚型为多见。克服心理障碍，是战胜阳痿的主要法宝。治病治因，治本治根，只注重壮阳，而忽视病因治疗是治疗阳痿的一个误区，病因治疗才是治疗阳痿的根本。只有根据患者的不同病因有的放矢，辨证施治，才能获得满意的临床疗效。

【临床应用】

黄氏[1]运用四逆散合甘麦大枣汤治疗阳痿之肝郁气滞型20例，疗效确切。用四逆散合甘麦大枣汤加味：柴胡12g，赤芍10g，枳壳10g，甘草5g，浮小麦30g，香附10g，百合10g，合欢皮15g，佛手片10g，阳起石15g，大枣4个。水煎服，日1剂，分2次服。结果：治疗20例，痊愈10例，显效4例，有效4例，无效2例，有效率90%。

王氏[2]以四逆散加一些滋补肝肾、振痿起阳的药物，治疗15例阳痿患者，同时配合精神安慰，使患者放下思想包袱，树立战胜疾病的信心，获得了满意的疗效。治疗方法：以四逆散加味为主。柴胡、枳实、甘草、香附、郁金、甘杞、山茱萸、巴戟天、淫羊藿各10g，白芍、菟丝子、仙灵脾、韭子各20g，生熟地各30g，蜈蚣3条，每日1剂，水煎500ml，分3次服。15天为1个疗程。结果痊愈9例，好转4例，无效2例。

郭氏等[3]以四逆散加味从肝论治阳痿81例，取得较好疗效，治疗方法：以四逆散加味治疗。本方：柴胡、仙茅各12g，白芍、枳实、山药各15g，淫羊藿20g。加减：早泄、遗精、盗汗者加煅龙骨、煅牡蛎各30g，芡实15g，山茱萸12g；腰膝酸软、疼痛加韭子、补骨脂、菟丝子、杜仲各15g；尿频、尿道灼热加败酱草、蒲公英各30g，益母草20g，蛇床子12g；会阴、睾丸隐痛、下坠加当归、丹参、橘核、延胡索、川楝子各15g；临房胆怯加石菖蒲、远志各12g，茯神15g；寐差、多梦加黄连12g，干姜6g，酸枣仁15g，龙骨20g；健忘、心悸加何首乌15g，远志、石菖蒲各12g。每天1剂，水煎服。治疗结果：痊愈35例，好转33例，无效13例。总有效率83.5%。

【病案举例】

1. 黄某，男性，25岁，1993年6月6日初诊。患者结婚1年，因阳痿不能与爱人同房。追问病史，患者有手淫习惯已达3年。症见面色晦暗发黑，表情痛苦，心情抑郁，腰酸乏力，眠差梦多，便黄而灼热，阴茎疲软不起。舌淡红，少苔，脉细数。此乃手淫过度而致精亏火衰，阴亏而损及阳气。临床表现虽以阳痿为主，实乃阴精亏损，阴损及阳所致。治以滋补肝肾，疏肝解郁，振痿起阳。予上方加减治疗2个疗程，配合耐心的思想工作，使其放下思想包袱，解除不良手淫习惯。2个疗程后病情明显好转，阴茎可随时勃起，再以逍遥丸及六味地黄丸交替使用，治疗月余性生活正常而痊愈。

2. 刘某，男，44岁，教师。2006年5月18日初诊。阳痿伴失眠1年。平素体健，工作繁忙。2005年五一节过后出现失眠、入睡困难，伴头昏腰困、神疲乏力，健忘，情志不遂，急躁易怒，继而性欲淡漠，且阴茎勃起迟缓，硬度差，勃起角度<90°，难以插入阴道，勉强房事每月不足1次。婚后十几年性生活正常，专科检查正常。舌淡红、苔薄白，脉弦细。辨证属肝气郁结，阳事不用。治宜疏肝解郁，安神定志，理气兴阳。方拟四逆散加味，处方：柴胡、白芍、枳实、山药、韭子、补骨脂、酸枣仁、石菖蒲各15g，仙茅、黄连各12g，淫羊藿20g，生龙骨30g，干姜、甘草各10g。每天1剂，水煎服。药进7剂，失眠改善，性欲增加，阳事已举。仍用原方加蜈蚣2条，再进7剂，诸症悉除，每周可同房2次，治愈。

按：阳痿为临床常见病，可分为精神性和器质性两大类。阳痿乃宗筋为病，而宗筋又为肝肾所主，其中肝主身之筋膜，肝经络属宗筋，肾主天癸之气，开窍于二阴，故阳痿之病与肝肾二脏的关系至为密切。其中肝郁肾虚是阳痿的常见病因，肝郁则疏泄无权，肝经不畅，宗筋失用，肾虚则不能激发君相二火，无力主持宗筋。以四逆散加味，以滋补肝肾，疏肝解郁，振痿起阳为治疗大法，颇合阳痿之病机，故能取得良效。人的精神情志活动与性行为密切相关，并通过心肝功能来调节。心主神明，主宰人体的精神、意识、思维活动，故人有所感，必先动其心。心火动则被念起，方有阴茎勃起。肝主疏泄，可调节情志，情志活动是心神的体现，情志失常，抑郁寡欢，急躁多怒，均可导致阳痿，因此临床治疗除应用药物外，精神安慰亦很重要。

肝藏血，是指肝具有调节血液流通、血量以及血液的贮藏等功能。肝主宗筋，既包括全身之筋脉，又包括外肾（即睾丸）。肝的疏泄功能，除对全身气机有升降出入的调节，对精神情志活动也有疏达作用。阴茎的勃起和松弛与肝密切相关，肝一方面能充分地供给阴茎足够的血液，使阴茎勃起和持续坚硬以完成性事；另一方面又迅速及时地调节阴茎过多的血量而使其松弛恢复常态。如肝血不足或肝疏泄功能障碍，性活动时就因没有足够的血液及时供给外肾，致使阴茎不能勃起而出现阳痿。正如《灵枢·经筋》曰："足厥阴之筋……其病……阴器不用，伤于内则不起，伤于寒则阴缩入，伤于热则纵挺不收"。肝主疏泄，喜条达而恶抑郁，肝气调达，气机疏畅，则情志愉悦，性趣盎然，产生性欲与勃起。若情志不遂，肝气郁结，则清心寡欲，出现性欲低下，性欲淡漠，甚至阳痿。正如《景岳全书》所说："忧郁太过，多致阳痿。"《慎斋遗书》说："郁郁不乐，遂成伤肝，肝木不能疏达，亦致阳痿不起。"临床据证以四逆散加味治疗因肝气郁结引起的阳痿，多获良效。四逆散方以柴胡疏肝伸阳，枳实行气开郁，合则调畅气机；白芍柔肝，甘草和中，酸甘相合，调柴胡之散、枳实之破，升降通达，协调无弊，共奏疏肝解郁、理气和血、调和肝脾、通达郁阳之功。仙茅、淫羊藿填精益髓，温肾起阳。现代药理学研究证实，仙茅、淫羊藿有雄激素样作用，其中淫羊藿中淫羊藿苷能增加一氧化氮的生成，从而增加性刺激阴茎海绵体平滑肌的松弛作用，增强阴茎充血胀大的勃起功能。山药益气养阴补脾肾，且兼有固涩作用。诸药合用，切中病机，故获良效。

二、不射精性不育症

不射精是指在性交过程中，阴茎能够正常勃起坚硬，但在出现性欲高潮时，不能射精或不能在女性阴道内射精，达不到性欲高潮，在阴茎勃起一段时间后，就慢慢变软下来而恢复正常，是性交时间超过45 分钟仍不射精，感到身体疲劳的射精障碍。不射精分为原发性不射精和继发性不射精两种，原发性不射精是指勃起的阴茎从未能在阴道内射精；若过去有性交射精，而现在丧失在阴道内射精的能力，则为继发性不射精，男性不育症临床中为常见病，常见原因为无精症和弱精症。由不射精导致的不育较为少见，但也能碰到一些。常用利窍法治疗此病，方用四逆散加减。

【临床应用】

陈氏[4]在临证中用四逆散加味治疗功能性不射精造成的男性不育36例，收效较佳。采用疏肝通络利窍法，方用四逆散加味：柴胡15g，白芍20g，枳实10g，炙甘草6g，石菖蒲15g，滑石10g（包），路路通10g，王不留行10g，炮山甲10g，蜈蚣3条，仙灵脾20g。加减：兼肝经湿热，精路不通者去仙灵脾，加龙胆草、山栀子、黄柏、车前子；兼寒凝肝脉，精关不启者加吴茱萸、小茴香；兼肾阳虚加仙茅、蛇床子；肾阴虚者加熟地、枸杞子。水煎服，日1剂，连服1个月为1个疗程，观察2个疗程，随访半年。嘱患者在其妻经间期时宜行房事，平时宜节制房事以免房劳伤肾，使精液充满后自能射精。治疗结果：36例中，痊愈12例，显效15例，好转5例，无效4例。总有效率达88.95%。

按：本病治疗除用药外，更重要的是精神调节，该类患者思想十分苦恼，想求医又羞于启齿，默默忍受精神上的煎熬，精神的紧张和焦虑，影响人的正常生殖功能，故治疗时要耐心细致地做好患者的心理工作，解除其紧张和顾虑，同时取得家属的帮助，摆脱压力，从自卑中解脱出来，保持乐观主义精神，两者配合，自能见效。

三、精液不液化

精液射出体外后，在正常情况下，因受精囊分泌的凝固酶作用，很快凝成胶冻状，继而在10～30分钟内又因前列腺分泌的纤维蛋白溶解酶的作用而液化。如果精液在射出30分钟以上仍然不液化或液化不全，则称精液液化不良，将有碍于精子的正常活动。精液不液化症是导致男性不育的主要原因之一，约占男性不育病因的2.51%～42.65%。临床研究中常认为慢性前列腺炎是其主要病因，运用四逆散加味治疗精液不液化症，取得较好疗效。四逆散加味方中以柴胡、枳实、白芍药、甘草、黄芩、虎杖为君药，疏肝理气，清热利湿；瓜蒌、香附、夏枯草化痰散结为臣药；佐以丹参、水蛭活血化瘀。全方以理气清热为主，攻补兼施，故收良效。临床研究中发现，影响精液液化速度的因素较多。前列腺液 pH 在 6.0 ~ 6.5 之间，前列腺液中卵磷脂含量比率偏低以及白细胞数偏高等，均可导致精液不液化。一些感染因素是导致精液不液化症的主要病因。

【临床应用】

庞氏[5]应用四逆散加味治疗精液不液化症 36 例，取得良好疗效。药物组成：柴胡 20g，白芍药 20g，炙甘草 10g，枳实 15g，瓜蒌 15g，香附 15g，黄芩 15g，虎杖 20g，夏枯草 20g，丹参 24g，蛇床子 15g，水蛭（研末装胶囊）10g。血虚加枸杞子、鹿角胶；血瘀加桃仁、红花；肾阳亏虚加巴戟天、淫羊藿等。水煎服，日 1 剂。15 日为 1 个疗程。结果：本组 36 例，治愈 22 例，占 61.1%；好转 11 例，占 30.6%；无效 3 例，占 8.3%。总有效率为 91.7%。14 例转入第 2 个疗程，其中治愈 10 例占 71.4%；好转 3 例，占 21.4%；无效 1 例，占 7.2%。2 个疗程后总有效率为 97.2%。

按：四逆散加味方中柴胡、黄芩、虎杖、夏枯草等具有良好的抗菌作用，能减轻前列腺等附性腺的炎性改变，促进其功能恢复。四逆散能兴奋平滑肌，改善血液理化特性。丹参、水蛭能有效地改善生殖系循环，有利于动能恢复；蛇床子、香附具有类激素作用，其中蛇床子每克含锌 33.88μg，锌对垂体分泌促性腺激素以及精子数量都具有重要作用，补锌还能减轻细菌毒素的毒害作用。前列腺中抗菌因子，其杀菌活性与含锌量成正比。以上诸药从提高营养、改善血循环、抗感染、酸化精液、提供液化酶等方面调节机体，促进精液的正常液化。

四、泌尿系统结石

泌尿系统结石是一种常见病、多发病。它包括肾结石、输尿管结石、膀胱结石和尿道结石。主要症状有肾绞痛、腰腹部胀痛、血尿。绞痛发作时，可见坐卧不安、恶心呕吐等，如继发感染，更有发热恶寒，尿频尿急等症。肾结石疼痛起于腰部或上腹部，向输尿管方向放射；输尿管结石疼痛在患侧中下腹向大腿内侧、腹股沟、外生殖器放射；尿道结石有尿痛和排尿困难。这些部位正是肝经循行之处，而四逆散能疏肝解郁。

【临床应用】

许氏[6]采用四逆散加味治疗该病35例，取得了良好效果。基本方：柴胡10g、枳实10g、白芍15g、郁金10g、金钱草30g、鸡内金10g、白术10g，山楂12g、麦芽12g、甘草6g，水煎服。每日1剂，水煎2服，每次取煎汁200～300ml，早晚饭前服。加减：肾结石加海金沙10g；输尿管结石加大黄10g、芒硝4g（冲服）；尿道结石加三棱10g、莪术10g；有尿路感染者加木通6g、车前子20g；肉眼血尿加生地15g、白茅根20g。疗效标准及结果：临床症状、体征消失、结石排出，B超复查尿路无结石影为治愈，25例；症状、体征消失或减轻，结石部分排出或下移为好转，8例；症状、体征减轻，结石未移动为无效，2例；总有效率94.3%。在痊愈的25例中，肾结石2例，输尿管结石1例，尿道结石2例；好转8例中，肾结石2例，输尿管结石6例；无效2例中，肾、输尿管结石各占1例。痊愈的25例中，均为症状体征典型、疼痛较剧烈的活动性结石，好转8例及无效2例为症状体征不典型、疼痛轻的静止型结石。排石最快者仅服药2剂。

【病案举例】

向某，男，40岁。1994年8月6日住院。左侧腰腹部阵发绞痛4天，伴尿频尿急尿痛。查体：急性痛苦病容，右肋腰点、肋脊点压痛明显，两侧输尿管点压痛，取肾区叩痛。B超检查提示：双肾结石、左输尿管上段结石伴左肾积水，右输尿管下段结石伴右肾积水。尿常规示：硝酸盐阳性，红细胞（＋＋＋）。诊断：泌尿系统多发性结石。8月8日开始服用中药四逆散加味。柴胡10g、枳实10g、白芍15g、郁金10g、金钱草30g、鸡内金10g、白术10g、山楂12g、麦芽12g、茯苓15g、海金沙10g、石韦10g、炙甘草6g。于8月10日早上，小便时排出如黄豆大小的结石1粒，绞痛消失，尿频尿急尿痛消失，感两侧腰胀痛，能忍受，因经济问题于8月13日出院。继续服上药15剂，结石先后排出，症状体征消失。B超复查尿路无结石影，肾脏无积水，痊愈。[6]

按： 四逆散功能透解郁热，调和肝脾。本用于治疗肝气郁结所致的胸胁脘腹疼痛，或肝气郁遏不达四肢，形成四肢厥冷的"热厥证"。为何能用于治疗泌尿系统结石呢？这是因为：泌尿系统结石常见两侧腹部绞痛及会阴部放射痛，这些部位正是肝经循行之处，而四逆散能疏肝解郁。本方通过疏通肝经之气血，使循行部位的肝经气血畅达，达到止痛和促进排石的作用。药理研究表明，枳实或枳壳对胃肠平滑肌有兴奋作用，可使胃肠收缩节律增加，对输尿管平滑肌也应该同样有效。四逆散加郁金，加强了疏肝解郁功能；金钱草、鸡内金对结石有显著的溶解效果。许多病人没有明显的排石反应，但B超等复查已无结石影，症状体征消失，与这两种药的溶石作用有关；白术、山楂、麦芽等药助消化，亦促进胃肠、输尿管平滑肌运动；白芍主要起解痉止痛作用。从临床效果来看，本方对疼痛较剧烈的活动性结石的治疗效果好，尿血者全部是活动性结石，对疼痛轻微的静止性结石疗效较差，仅好转或无效。说明本方主要通过消溶、裂解结石和促进输尿管蠕动来达到排石目的。

五、尿道综合征

尿道综合征的病因、病理、诊断及治疗方面尚有争论。病因学说有感染、非感染、免疫机制缺陷、膀胱尿道功能失调、其他原因等。治疗分外科治疗和内科治疗。外科治疗包括尿道扩张、尿道松解或尿道成形术、尿道切开术、膀胱三角区封闭治疗等。内科治疗有雌激素、抗生素、泼尼松龙、六氯芬和聚烯吡酮，中西医结合治疗及其他等方法。尿道综合征以尿频、尿急、尿痛和排尿困难为主要症状，应排除感染、先天性尿道口解剖异常、尿道狭窄、尿道息肉或囊肿、处女膜异常等生理性或器质性病变引起的尿频、尿急、尿痛和排尿困难。

尿道综合征属中医热淋病范畴。《素问·灵兰秘典论篇》曰："膀胱者，州都之官，津液藏焉，气化则能出矣。"可见小水虽由膀胱所司，若无气机之转化，焉能排出而为溺？故小便之病变，与肾、肝、脾、肺、三焦之气化关系密切。四川已故名医范中林认为：凡尿频、尿急，欲出不尽，或闭塞不通，排尿涩痛；小腹、两胁、腰部或胀或痛或酸；上述诸症，不必悉具，皆可以四逆散辨证加减论治。

【临床应用】

陈氏[7]报告应用加味四逆散治疗尿道综合征 43 例，收到良好的效果。加味四逆散：柴胡、枳实、白芍各 20g，生甘草 10g，桔梗、茯苓各 30g，石韦 15g。加减：腰部或痛或胀或酸者加生麻黄 8g，头昏乏力者加黄芪 20g。儿童用量酌减。每天 1 剂，水煎，分早晚 2 次口服。治疗结果：痊愈（症状全部消失，半年内无复发）34 例；好转（症状明显改善，但未完全消失或虽消失但半年内复发）8 例；无效（症状无改善）1 例。

【病案举例】

吕某，女，10 岁，因课堂上忍尿后出现尿频，尿急，尿痛，有尿意时不解即尿。曾在泌尿科诊治，尿常规正常，中段尿培养阴性。予氨苄青霉素、知柏地黄丸等治疗无效，求诊中医。予加味四逆散：柴胡、枳实、白芍、桔梗各 15g，生甘草 8g，茯苓 20g，石韦 10g。4 剂。服药 2 剂，症状即完全消失。7 个月后曾复发，再服上方后痊愈，至今未再发。

按：加味四逆散方中，柴胡启达阳气，兼解郁滞；芍药养真阴，调解肝脾，俾土木和而气机流畅；柴胡、枳实同用，一升一降，清浊分行。仲景原方注：小便不利加茯苓，恐其力缓，仅渗湿不足以畅气机。肺为水之上源，行呼吸，主一身之气，喜清肃，取下行为顺。故重用桔梗，辛开苦降；茯苓利水，与桔梗之升提相合，亦为一升一降。石韦入肺、膀胱经，能利水通淋。麻黄入太阳膀胱经，能散邪，疏郁滞，利水。水邪消，诸症自平矣。

六、肾系疾病

杨氏[8]报告了吕仁和应用四逆散治疗肾系疾病的经验。吕老师使用四逆散，柴胡醋炒以加速入肝，赤白芍同用柔肝养肝，凉血活血。枳壳、枳实同用使郁滞之气从上至下而降，若单用枳实下气破结恐中上焦气机不能下降，形成下虚上实之状。组方为加味四逆散：醋柴胡 6～10g，赤白芍各 15～30g，枳壳、枳实各 3～10g，炙甘草 3～6g。体弱便溏用小量，体壮便干用大量。

（一）急性肾盂肾炎

【临床应用】

无论是血行或逆行感染所致，常见有中满症状和腰痛、发热、尿频、尿急、尿热、尿痛、大便干结、舌暗红苔薄黄、脉数等热毒症状，逆行感染者尤为明显。吕老师常用加味四逆散，并用连翘、生地榆、赤茯苓、石韦各30g，紫花地丁15g，生大黄（另包，便畅则去）10g等。加强清热解毒之功。

【病案举例】

周某，女，27岁。因腰痛、尿频急1周来诊。刻下：全身乏力，口苦而干，胸脘痞闷，纳食不馨，大便干结，小便短赤，舌红苔薄黄，脉弦数。两肾区有叩痛，肋腰点有压痛，已服用诺氟沙星5日，症状不减，尿检示红细胞满视野，白细胞15～20/HP。证属邪毒内侵，中焦阻滞。在原有治疗基础上用加味四逆散加黄芩、连翘、生地榆各10g，石韦30g，生大黄（另包）10g。3剂后症状大减，又服5剂症状消失，尿检正常。

（二）慢性肾盂肾炎

【临床应用】

多因急性期治疗不彻底或有尿路的外伤、解剖上的畸形等而易形成慢性过程，常有腰酸乏力，中腹胀满，口苦，二便不爽，舌暗苔黄等外邪未解而正气始伤的症状。吕老师常用加味四逆散伍狗脊15g，续断10g，牛膝、泽泻各15g，猪苓、茯苓各20g，石韦、连翘各30g等。

【病案举例】

刘某，女，45岁。因腰部酸痛，尿欲出不尽来诊。曾因急性肾盂肾炎于3年前住院治疗后缓解，近1周又觉不适。自服诺氟沙星等药后症状不能缓解。刻诊：面色虚浮，脘腹胀满，纳呆便溏，烦躁易怒，尿出不畅，欲出不尽，腰部酸痛。舌略暗苔薄白根部微黄，脉弦细。证属正虚邪恋，胶结不解，膀胱气化不利。治当调畅气机，补虚祛邪，以加味四逆散伍牛膝15g，续断10g，狗脊15g，泽泻、泽兰各

10g，猪苓、茯苓各20g，黄芩10g，金银花、连翘各30g，橘皮10g。
5剂后症状减，后在此方基础上化裁治疗而愈。

（三）急性膀胱尿道炎

【临床应用】

除有尿路刺激症外，本病常有下腹胀痛，大便秘结，中满，舌红
苔黄，脉数等热毒盛和气机不畅的症状。常以加味四逆散加连翘、紫
花地丁、赤茯苓、石韦各30g，荔枝核、橘核、大黄（另包，后下）
各10g等。

【病案举例】

王某，女，28岁。在公共游泳池游泳后出现尿频、尿痛、尿急
等症，并有下腹胀痛，口苦口干，大便干，舌红苔薄黄，脉数。尿常
规示：红细胞25~30/HP，白细胞10~15/HP。证属邪热内侵，气机
阻滞不化，以加味四逆散加连翘30g，赤茯苓20g，石韦30g，荔枝
核、橘核各10g，黄柏8g，大黄（另包）、丹皮各10g。5剂后症消
而愈。

（四）慢性膀胱尿道炎

【临床应用】

多由急性期治疗不彻底，迁延不愈发展而来，除下腹胀满，小便
频急，夜间尤甚，大便不爽等症状外，常有中满，舌暗苔白，脉沉。
吕老师多以加味四逆散配以香附30g，乌药10g，橘核、荔枝核各
10g，泽泻20g，石韦30g，猪苓30g等。

【病案举例】

贾某，女，60岁。因小便频急，夜间尤甚来诊。每周劳累或情
绪不畅时即出现上述症状，并有下腹胀满，叹气后得舒，夜尿6~7
次，舌淡暗苔薄黄，脉沉弦。证属气机阻滞，膀胱气化不利。治以加
味四逆散加香附、乌药、橘核、荔枝核各10g，石韦、猪苓各20g，
肉桂6g。7剂后症减，后在此方基础上化裁继服14剂而收功。

（五）慢性前列腺炎

【临床应用】

常见有尿频，尿有余沥，舌体胖大质暗，脉沉弦，并有中满。吕老师常以加味四逆散配以荔枝核、橘核各10g，石韦30g，木蝴蝶10g，连翘30g，皂刺、穿山甲各10g等。

【病案举例】

赵某，男，75岁。因尿频，尿出不畅来诊。曾在某院泌尿外科诊为"慢性前列腺炎、前列腺肿大"。刻诊：尿频夜间尤甚，尿滴沥不畅，欲出未尽，脘腹胀满，舌体胖大紫暗，苔薄白。辅检：尿常规示：蛋白（±），白细胞5～7/HP。证属气机阻滞，痰瘀互阻。用加味四逆散加荔枝核、橘核各10g，连翘30g，刘寄奴15g，穿山甲、皂刺、半夏、陈皮各10g，猪苓20g。10剂后症状明显缓解，随访至今病情平稳。

（六）二阴综合征

【临床应用】

主要表现为前后二阴紧缩抽痛，二便不利，舌暗苔薄黄，脉弦，并有中满者。吕老师每以加味四逆散配以生龙牡各30g（先煎），钩藤20g，杜仲15g，全蝎8g，地龙、酸枣仁各30g。

【病案举例】

支某，女，53岁。腰部酸重，前后二阴时有抽痛，尿时尤为明显，白带多而色黄，尿浊，口苦而干，急躁易怒，自汗，舌红苔黄腻，脉弦细。证属脾肾气阴两伤，湿热下注，兼有气机阻滞。以加味四逆散加杜仲15g，钩藤20g，珍珠母30g（先煎），全蝎8g，地龙30g，石韦20g，香附10g，茵陈20g，甘草梢6g。7剂后症状大减，随访至今病情未再反复。

（七）多囊肾

【临床应用】

这是一种先天发育异常的疾病，平素不易发现，在确诊时多伴有肾功能受损害的表现，且有腰酸胀痛，多并发中满，舌胖大质暗苔滑腻，脉弦滑。吕老师用加味四逆散加狗脊15g，牛膝20g，丹参30g，川芎、佩兰各15g，泽泻、泽兰各20g进行辨治。

【病案举例】

魏某，男，61岁。腰部胀痛，遇劳尤甚，休息后减轻，时有面浮脸肿，纳食不馨，舌淡暗胖大苔白滑，脉弦滑。B超示"多发性肾囊肿"，尿常规示：蛋白（＋），血肌酐194.48μmol/L，尿素氮为9.8μmol/L。证属肝气不疏，气滞腰胁，横逆犯脾，痰湿内生，流注于肝肾不足之体而成。吕老师常选用加味四逆散加姜半夏、陈皮各10g，茯苓20g，佩兰10g，泽泻、泽兰各20g，丹参30g，狗脊15g，牛膝20g。7剂后症状大减，又在此方基础上化裁再服14剂，症状消失殆尽，血肌酐降至77.56μmol/L，血尿素氮4.2μmol/L，B超示肾囊肿较前缩小。

（八）输尿管结石

【临床应用】

多出现腰腹绞痛，时有坠胀感，尿痛，尿血，大便秘结，舌暗苔薄黄，脉沉，并有中满。用加味四逆散配以金钱草、海金沙、石韦各30g，鸡内金10g等。

【病案举例】

宫某，女，48岁。右腰部疼痛，时轻时重，痛时则俯仰不能，缓时如常人，下腹胀满，大便略干，舌略暗，苔薄黄根部微腻，脉沉弦。B超示：右输尿管上段见一0.9cm×0.5cm的强回声光团，后伴声影，证属气机郁滞，湿瘀内阻。用加味四逆散配金钱草、海金沙各30g，前胡、石韦各15g，鸡内金20g，丹参30g，川芎15g，荔枝核、橘核各10g。5剂后症减，后继服21剂，复查B超回报输尿管未见结石。

七、淋病后及非淋菌性尿道炎后综合征

淋病后及非淋菌性尿道炎后综合征是指淋病或非淋菌性尿道炎经相应抗菌药物治疗后，已无尿道炎的临床及实验室客观依据，但患者

仍诉有多种症状和不适的症候群。在临床上，经正规治疗可使大多数淋病或非淋菌性尿道炎患者痊愈，但有一部分患者虽经治疗，实验室检查相应病原体均为阴性，但仍有各种症状在很长一段时间内不能消失，这种情况我们称之为淋病后及非淋菌性尿道炎后综合征。诊断标准：①患者确诊感染过淋病或非淋菌性尿道炎。②经过正规抗生素治疗后，尿道分泌物或前列腺按摩液直接镜检及病原体培养，至少2次均为阴性。③反复3次晨尿中段尿镜检阴性，尿培养均无细菌生长。④前列腺肛诊及B超检查正常，前列腺液镜检阴性，培养无细菌生长。⑤患者有多种症状或不典型体征，如尿道炎样、前列腺炎样症状、下腹坠痛、阴囊下坠感、下肢无力感、头晕、头痛、失眠、精神紧张、性欲减退、阳痿等。

　　一项最近的流行病学调查显示，在对淋球菌转阴情况下，仍有临床症状的患者，进行衣原体、解脲支原体、滴虫、念珠菌的检测及其病因、症状的调查分析后，认为淋病后综合征患者中，除少数伴有其他病原体感染外，大多数是性病疑病症的一种表现。而非淋菌性尿道炎后综合征，更主要是由于患者的心理因素引起，少数可由急性炎症期在泌尿生殖道黏膜上形成的瘢痕导致。

【临床应用】

　　王氏等[9]采用加味四逆散治疗本病40例，获得满意疗效。治疗组给予基本方加味四逆散（自拟方），药用：柴胡10g，枳壳10g，白芍15g，炙甘草6g，土茯苓20g，虎杖15g，牡丹皮10g，泽泻10g，延胡索10g，川楝子10g，远志6g，石菖蒲10g，鹿衔草15g。尿频、尿急症状明显者加败酱草、红藤、金钱草等；少腹疼痛明显者加川牛膝、荔枝核、橘核等；肾虚阳痿者加仙茅、淫羊藿等；精神紧张、烦躁失眠明显者加生龙骨、生牡蛎、酸枣仁、合欢皮等。用法：每日1剂，水煎服，每日2次。20天为1个疗程。结果：治疗后治疗组和对照组有效率分别是77.5%和55%。经X^2检验，两组疗效差异有显著性意义（$X^2 = 4.53$，$P < 0.05$），治疗组优于对照组。治疗组中患者服药后均出现明显不适，对照组中有12例患者出现口干、便秘等症状，考虑是多虑平的副作用导致。

　　按：根据本病的病因和临床表现，我们认为本病属于中医的淋证、郁证或不寐等范畴。本病的病因病机是患者房事不洁，首感湿热邪毒，复因患病后精神紧张，情志不遂，日久肝气郁结。虽经正规治疗，湿毒大部清除，然而气郁更甚，终成肝郁气滞，余毒不清之证。医者根据上述病因病机，制定加味四逆散，方中柴胡疏肝升阳，枳壳行气开郁，合则调畅气机，白芍柔肝更兼缓急止痛，甘草和中，酸甘相合，调柴胡之散，防其劫阴之弊。四药合用共奏疏肝解郁，调和肝脾之功。土茯苓、虎杖清热利湿解毒，以清余毒。鹿衔草、牡丹皮、泽泻能够利水泻热，使湿热毒邪从小便而出。延胡索、川楝子行气止痛，远志、石菖蒲利湿化浊开窍。上药合用，功能疏肝行气解郁，清热利湿解毒。并在临床中随症加减，故能取得较好疗效。

八、肾移植术后高胆红素血症

肾移植术逐渐成为晚期尿毒症患者治疗的首选。环孢素 A 的应用，又极大地提高了肾移植术后移植肾的存活率。但其对肝脏功能的损害，常以胆汁淤滞引起的高胆红素血症多见。至今尚无明显有效的药物进行预防和治疗。西医治疗本病只能停用或减少环孢素 A 剂量，但易发生移植肾排斥反应。

【临床应用】

胡氏等[10]治疗本病 46 例，疗效满意。对照组用甘利欣 30ml 加入 5% 葡萄糖溶液或生理盐水 250ml 中静脉点滴，每日 1 次。20 天为 1 个疗程。治疗组是在对照组治疗的基础上加用自拟茵陈四逆散：茵陈 30g，柴胡、枳壳、白芍各 15g，生甘草 6g。若黄疸明显加金钱草 30g，虎杖 15g；恶心呕吐加姜竹茹 12g，芦根 15g；腹胀加厚朴、大腹皮各 10g；纳呆加麦芽 15g，神曲 10g；口苦加黄芩 15g，栀子 10g。每日 1 剂，分 2 次煎服，20 天为 1 个疗程。结果：治疗组的有效率、治疗前后血清胆红素变化均明显优于对照组。

按：肾移植术后患者，需要终身服用免疫抑制剂，由此花费的巨额医疗费用以及随时可能发生的排斥反应成为患者巨大的心理压力。这是此类病人不同于其他病人的一个特点。由于长期心情不畅，气机失于疏泄，致使肝气郁结，肝郁乘脾，再加长期大剂量应用环孢素 A、硫唑嘌呤、泼尼松等药物，损伤了脾胃功能，以致运化失常，湿浊内生，郁而化热，熏蒸肝胆，胆汁不循常道，外泄肌表而发黄。故其病机特点，为肝郁脾困，木滞土壅。《素问·六元正纪大论篇》指出："木郁达之"。故由疏肝和胃之四逆散加清热解毒之茵陈治疗肾移植术后环孢素 A 所致黄疸，甚为合拍。方中以茵陈为主药，清热利湿退黄；柴胡疏肝解郁，直达病所，与白芍合用，养血柔肝；枳壳行气化滞；白芍、甘草合用，调和肝脾。全方共奏清热化湿、疏肝行气之功效。一治其本，则肝郁得疏，土壅得散，湿热内生之源被切断；二治其标，则湿热之邪被去除，故疗效显著。

参考文献

[1] 黄世一. 辨证分型治疗阳痿 96 例疗效观察. 湖南中医杂志，2004，20 (3)：20

[2] 王金都. 四逆散加味治疗阳痿 15 例. 中国民间疗法，1998，(5)：45

[3] 郭汉林，靳建旭. 四逆散加味治疗阳痿 81 例. 新中医，2007，39 (8)：7

[4] 陈伯莲. 四逆散加味治疗不射精性不育症 36 例临床观察. 北京中医，2000，(1)：40

[5] 庞宏永，杨曦，刘学伟. 四逆散加味治疗精液不液化症 36 例. 河北中医，2002，24 (1)：45

[6] 许静. 四逆散加味治疗泌尿系统结石 35 例临床分析. 右江民族医学院学报，1997，19 (2)：266

[7] 陈锡林. 加味四逆散治疗尿道综合征 43 例. 湖北中医杂志，2004，26 (10)：40

[8] 杨晓晖，吕仁和. 吕仁和教授运用四逆散治疗肾系疾病撮要. 辽宁中医杂志，1996，23 (9)：387

[9] 王万春，严张仁. 加味四逆散治疗淋病后及非淋菌性尿道炎后综合征 40 例疗效观察. 辽宁中医杂志，2007，34 (5)：604

[10] 胡岗，徐再春，陈钦. 中西医结合治疗肾移植术后高胆红素血症 18 例. 浙江中医杂志，41 (3)：148

下 篇

实验研究

第一章

四逆散制剂研究

四逆散见于《伤寒论·辨少阴病脉证并治》篇。本方临床运用十分广泛，且疗效卓著，是其他方剂所不及的，实难以尽述，几乎各系统的疾病，均有使用的可能。据载日本汉医和田家治杂病 100 人，有 50～60 人用此方加减，成为其门人之佳话。临床运用此方，不必拘泥于病证之寒热，关键是对柴胡体质及柴胡证的掌握，临床主要应用散剂，现介绍如下。

【处方】 柴胡(6g)　枳实(6g)　芍药(6g)　炙甘草(6g)

【方诀】 四逆散里用柴胡，芍药枳实甘草须，此是阳郁成厥逆，疏肝理脾奏效奇。

【制备方法】 共研细末，过 80 目筛。

【用量用法】 口服：每次 4.5～9g，每日 2 次，温开水调服。

【质量控制】 注意保证四味药材的质量，研细末时搅拌均匀即可。

【应用与疗效】 主要有解痉、抗溃疡、抗病毒、诱生干扰素、镇静、降体温、升血压、抗休克、抗心律失常、强心、抗缺氧、增加脑血流量、改善微循环作用，降低胆固醇、纤维蛋白和血液黏度，抗疲劳、防止利多卡因中毒、保肝、抗炎、镇痛等作用。现代常用于治疗慢性肝炎、胆囊炎、胆石症、胆道蛔虫病、胰腺炎、急性胃炎、急性阑尾炎、肋间神经痛等属于肝郁脾滞者。

按：四逆散药仅四味，但组合严谨，其中包含的方根有：柴胡、甘草；枳实、芍药；枳实、甘草；芍药、甘草；柴胡、枳实、芍药。柴胡、甘草乃小柴胡汤之雏形，观小柴胡汤加减法，可知诸药可减，惟柴胡、甘草始终不减。《普济本事方》载柴胡散：柴胡四两、炙甘草一两。功能润心肺，止咳嗽，除壅热，解暑毒，推陈致新。治伤寒时疫，中喝伏暑，邪入经络，体疲肌热。

《金匮要略》中载枳实芍药散专治"产后腹痛烦满不得卧"。明《鲁府禁方》载开气散：枳壳、甘草为末，治胁间痛，如有物刺。而芍药甘草汤功专解痉、缓急止痛。柴胡、枳实、芍药则是大柴胡汤的重要组成部分。

这些方根是可以独立运用的小方，若能正确认识其中每一小方的适应证，则四逆散的方证便不难掌握。

此方药仅四味，却寓数方之功。其功效介于大、小柴胡汤之间，其胸胁苦满之状亦介于大、小柴胡汤之间；其证之虚不及小柴胡，实不及大柴胡。小柴胡因其虚，故参、草并用，大柴胡因其实皆不用，四逆散介于其间，只用草而不用参。

四逆散药性中正平和，寒热之性不明显，功用在于疏泄缓急，治邪气郁闭于内，气机失于条达，其肢冷似厥，却并非寒厥，亦非热厥，若强名之，则称为气厥或郁厥。正如《医宗金鉴》曰："今但四逆而无诸寒热证，是既无可温之寒，又无可下之热，惟宜疏畅其阳，故用四逆散主之。"其似乎并没有明确的主证，更多的是或然证，其中疼痛与胸胁苦满是最关键的指征。这种疼痛部位多偏胸胁两少腹部，疼痛为胀痛，或挛痛。至于四逆一证，这类病人多半是体质使然，临床常见一部分人，平时并无甚病，但一到秋冬天凉，人未觉冷，而两手已先凉，这即是典型的柴胡体质。柴胡体质的人患病时易出现柴胡证。黄煌教授在《中医十大类方》中对此作出了精确的概括，所谓柴胡证主要由两部分组成：①胸胁苦满。②寒热往来，休作有时。他认为"胸胁苦满"是柴胡证的必见指征。胸胁部的腹痛、腹满、硬满、触痛、压痛等均包括在内。"寒热往来"除体温变化外，尚包括患者自觉的寒热交替感。"往来"与"休作有时"不单指体温，亦指其他症状的发生，在时间上有一定的规律，或有一定的周期，或是交替发作。临床亦可见部分患者并无四逆表现，用此方而可获效者。

第二章

药 理 研 究

第一节 四逆散组成中药的药理研究

一、甘草

（一）对消化系统的影响

1. 甘草具有很强的抗胃溃疡作用。

2. 甘草有突触后抑制作用，对胃肠平滑肌具有解痉作用。

3. 甘草对肝脏有明显的保护作用，还有抗脂质氧化作用，因此对预防氟烷性肝炎是有益的，甘草不能促进胰腺分泌。

4. 甘草有糖皮质激素样作用，并可通过抑制盐皮质激素在肝脏内的代谢而间接发挥盐皮质激素样作用。

（二）对循环系统的影响

甘草对心脏有兴奋作用，增大心脏收缩幅度，还有抗心率失常及降血脂作用。从甘草中分离出的3-芳香香豆素衍生物 GU-7 对血小板聚集有明显抑制作用。

（三）对免疫系统的影响

1. 甘草有抗过敏作用，对机体的吞噬功能可呈双向调节作用，即在应激状态下能促进吞噬功能，而在安静状态下，同一剂量则表现为抑制作用。甘草甜素对网状内皮系统有激活作用，不同浓度的甘草铵对小鼠自然杀伤细胞活性均有显著的增强。甘草也能增强特异免疫功能。

2. 甘草有明显的抗菌、抗病毒作用，对艾滋病毒具有破坏和抑制其增生的作用。

3. 甘草有明显的抗炎作用。

4. 甘草有镇静、解热、镇痛作用。其醇提物对戊四唑引起的惊厥有较弱的抗惊厥作用，还可解除惊厥引起的痉挛疼痛，还能有效提高听觉能力。

5. 甘草有抗肿瘤、抗氧化及抗衰老作用。

6. 甘草对某些药物、食物、体内代谢产物及其细菌毒素所致的中毒都有一定的解毒作用。同时还有解毒增效作用。

7. 甘草在方药组合、配方、免疫中均具有双向调节作用。

（四）对泌尿系统的影响

甘草次酸及其盐类有明显的抗利尿作用，甘草甜素、甘草次酸能抑制雌激素对未成年动物子宫的增长作用。但甘草甜素剂量增大反而可增强雌激素样作用，甘草次酸则具有抑制小鼠生殖腺产生睾丸酮的作用。

（五）对呼吸系统的影响

甘草通过作用于中枢神经而产生镇咳作用，通过促进咽喉及支气管的分泌而祛痰，也有一定的平喘作用。

（六）对生殖系统的影响

甘草次酸及其盐类有明显的抗利尿作用，甘草甜素、甘草次酸能抑制雌激素对未成年动物子宫的增长作用。但甘草甜素剂量增大反而增强雌激素样作用，甘草次酸则具有抑制小鼠生殖腺产生睾丸酮的作用。

二、柴胡

（一）对消化系统的影响

1. 柴胡有护肝利胆作用，其利胆的主要成分是所含的黄酮类成分。

2. 柴胡有抗溃疡作用，柴胡总皂苷口服可抑制胃酸分泌，增加胃液的 pH，对实验性醋酸溃疡有治疗作用，对胰蛋白酶有较强抑制作用。

（二）对循环系统的影响

柴胡皂苷有明显的溶血作用。

（三）对免疫系统的影响

1. 柴胡有抗肿瘤作用。

2. 柴胡有增强免疫功能的作用。

3. 柴胡有抗菌抗病毒作用。体外实验证明，柴胡对溶血性链球菌、金黄色葡萄球菌、霍乱弧菌、结核杆菌的生长有抑制作用。柴胡对流感病毒、肝炎、钩端螺旋体及牛痘病毒均有抑制作用，并能抑制 Ⅰ 型脊髓灰质炎病毒引起的细胞病变。

4. 柴胡有解热镇痛作用。北柴胡油、北柴胡皂苷对酵母诱发的大鼠发热有明显的解热作用。北柴胡皂苷和柴胡煎剂对电击尾法引起的大鼠和小鼠的疼痛有明显的镇痛作用。

5. 柴胡有抗炎作用。柴胡总皂苷和挥发油对多种急性渗出性炎症和慢性增殖性炎症均有抑制作用。

6. 柴胡有抗过敏作用。

（四）对神经系统的影响

1. 柴胡有镇静及延长睡眠时间的作用。实验证明柴胡皂苷可延长猫的睡眠时间，特别是慢波睡眠期（SWS）和快动睡眠期（REM）的增加与给药前比较均有非常显著差异。

2. 柴胡有抗惊厥作用。柴胡煎剂 20g/kg 给小鼠灌胃，对咖啡因诱发的小鼠惊厥有对抗作用。

3. 柴胡有抗脂质过氧化作用。

（五）对循环系统的影响

柴胡有降血脂作用，柴胡皂苷肌注能使试验性高脂血症动物的胆固醇、甘油三酯和磷酯的水平降低，尤以甘油三酯的水平降低最为显著，还能加速胆固醇及其代谢产物从粪便排出，从而使血脂下降，其主要有效成分是柴胡皂苷 a。

（六）对泌尿系统的影响

柴胡有抗肾炎作用，柴胡皂苷 d 对动物膜性肾炎有抑制作用。

三、枳实

（一）对消化系统的影响

枳实对胃肠平滑肌有双重调节作用，其作用可能与机体的机能状态、药物不同成分和动物种属不同有关。

（二）对循环系统的影响

枳实注射液、所含辛弗林和 N‐甲基酪氨对麻醉犬静脉注射能显著增强多种心肌收缩性和泵血功能的指标，具有强心、增加心输出量和收缩血管、提高外周阻力的作用，导致左室压力和动脉血压上升。

（三）对免疫系统的影响

1. 枳实具有抗炎作用。

2. 枳实具有抗菌、抗病毒作用。

3. 枳实具有抗变态反应作用。

4. 枳实乙酸乙酯提取物皮下注射有镇痛作用；枳实还具有解热作用。

（四）对神经系统的影响

枳实有抗氧化作用。所含柚皮苷有较强的清除超氧阴离子的作用。

四、芍药

（一）对消化系统的影响

白芍对肝脏有保护作用，对胃液分泌有抑制作用。

（二）对循环系统的影响

1. 白芍能显著增加小鼠心肌营养血流量，有升高血压和增强心音的作用。

2. 白芍可抑制血小板聚集和血栓的形成。

（三）对免疫系统的影响

1. 白芍能调节机体免疫系统。

2. 白芍有抗炎作用，可抑制肉芽肿增生。

3. 白芍有较好的抗菌作用及直接抗病毒作用。

（四）对神经系统的影响

1. 白芍有较好的解痉作用。

2. 白芍有镇静、抗惊厥、镇痛、降温作用；白芍总苷能增强正常小鼠的学习和短时记忆，但不影响其长时记忆。

第二节　四逆散全方药理研究

一、四逆散抗实验性胃溃疡的药效学及作用机制研究

实验结果说明该方对胃黏膜损伤有保护性作用，其抗溃疡机制可能是通过促进 6 – keto – PGF1α 合成而起作用，同时也表明该方对慢性胃溃疡有较好的治疗效果。SOD 是生物体内氧自由基清除系统的首要防线，并具有修复细胞的功能。提高 SOD 活性，加强自由基的清除，减轻脂质过氧化反应，是中药胃黏膜保护作用的环节之一。氧自由基损伤组织，其重要机制之一是触发细胞质膜上的多不饱和脂肪酸发生脂质过氧化反应的链式反应，故通常将脂质过氧化的水平作为判断自由基产生及其损伤组织的重要标志。MDA 含量常常可反映机体内脂质过氧化物的程度，间接地反映出细胞损伤的程度。简而言之，MDA 是一种脂质过氧化产物，SOD 是一种氧自由基清除剂。实验结果显示，四逆散可提高 SOD 活力，并抑制脂质过氧化物 MDA 升高。说明该方可能是通过抑制体内脂质过氧化和清除氧自由基以达到保护胃黏膜的作用。

综上可知，四逆散能够显著提高 6 – keto – PGF1α 含量，降低总酸度分泌、降低 MDA 水平及增加 SOD 活性。说明该方可能是通过抑制损伤因子及增强保护因子两方面，发挥抗溃疡作用，同时也表明该方对急性胃溃疡有较好的预防效果。本实验证明四逆散有抗溃疡作用，对急、慢性胃溃疡有较好的防治效果，同时也验证了"疏肝理脾"法在防治胃溃疡方面的合理性及科学性，为临床提供了实验依据。其作用机制尚须从多方面加以论证。[1]

二、四逆散对机体免疫功能的影响

中药方剂四逆散具有多种功效，其方剂中的柴胡、芍药、甘草具有抗菌、消炎、抗癌等多种作用。本实验通过四逆散对由 HC 诱导免疫抑制状态小鼠功能的研究证明：四逆散具有显著增强免疫抑制状态小鼠腹腔巨噬细胞的吞噬功能，提高 T 淋巴细胞转化率。促进 NK 细

胞活性，对小鼠脾重指数下降也具有保护作用（$P < 0.01$）。同时结果也表明：四逆散对正常鼠的免疫功能也有促进和增强作用，免疫功能的改善对增强体质、抵抗疾病、延缓衰老具有重要的意义。本研究从免疫学角度探讨了四逆散对免疫抑制状态小鼠免疫功能的正向调节作用，或许为四逆散在临床上更为广泛的应用（如抗病毒、抗肿瘤）提供了实验依据。[2]

三、四逆散对肝郁证模型大鼠胃肠组织细胞形态及胃肠激素的影响

四逆散能明显增加胃主细胞中酶原颗粒的含量，提示四逆散能促进胃蛋白酶原的合成，提高胃蛋白酶的活性，从而提高消化能力。四逆散能使线粒体、粗面内质网、肠道微绒毛、平滑肌细胞很快的恢复接近正常状态，从而提高了大鼠的消化吸收功能。胃肠激素是由胃肠道神经内分泌细胞分泌的生物活性肽。对消化道的分泌、运动、吸收、血流和细胞营养等功能起着调控作用。胃肠激素分泌的增多或减少均可引起胃肠道功能失调而导致疾病发生。Gas 和 MTL 作为两种主要的胃肠激素作用于胃肠组织，使胃肠运动机能兴奋。本实验研究结果表明，在应激刺激下造成的肝气郁结动物模型，其血清 Gas 和 MTL 水平显著低于空白对照组。说明血清 Gas 和血浆 MTL 水平降低也是肝气郁证的病理生理学指标之一。四逆散能升高血清 Gas、血浆 MTL 的水平，从而促进胃壁平滑肌的收缩，促进了胃肠运动。[3]

四、四逆散不同配伍对柴胡皂苷 a、b$_2$ 及柴胡总皂苷煎出量的影响

四逆散不同配伍对柴胡皂苷 a 煎出量的影响：柴胡皂苷 a 的含量在整个煎煮过程中是降低的趋势，但不同组合对柴胡皂苷 a 含量降低程度有不同的影响。结果显示：含有枳实的组合中，柴胡皂苷 a 的煎出量均较高，如枳柴组、枳白柴组，提示枳实中的成分抑制了柴胡皂苷 a 的转化或分解；相反，白柴组中柴胡皂苷 a 的含量最低，说明白芍中的某类成分促进其转化或分解。四逆散不同配伍对柴胡皂苷 b$_2$ 煎出量的影响：与柴胡皂苷 a 相反，柴胡皂苷 b$_2$ 是在水煎煮过程

中生成的皂苷有升高的趋势，不同组合对柴胡皂苷 b_2 含量升高程度有不同的影响，以柴胡皂苷 b_2 的煎出量为指标，可将四逆散不同组合分为两组，分别为：煎出量较高的枳柴组、甘枳柴组、枳白柴组、全方组；煎出量较低的柴胡组、白柴组、甘柴组、甘白柴组。四逆散不同组合中均不含有柴胡皂苷 d，但是柴胡皂苷 b_2 的煎出量不尽相同，说明柴胡皂苷 b_2 不仅仅是由柴胡皂苷 d 转化而来，其间必定存在着一个复杂的转化过程。四逆散不同配伍对总柴胡皂苷煎出量的影响：以柴胡皂苷 a 计，全方组、枳柴组、甘白柴组、枳白柴组中柴胡总皂苷的煎出量较高，而白柴组的煎出量最低，同上述讨论结果一致。将上述结果同其他单味药指标成分的煎出量在不同组合中的变化进行相关分析，并结合相应的药理实验结果，进行综合分析，才能真正明确四逆散组方的科学内涵。[4]

五、四逆散不同配伍对甘草素和异甘草素煎出量的影响

四逆散不同配伍对甘草素煎出量的影响不同。枳实、白芍对甘草素、异甘草素均具有增溶作用，柴胡具有抑溶作用；枳实和白芍共同存在时不具有增溶作用，其效果同单味甘草；枳实和柴胡共同存在时体现的是柴胡的抑溶作用，其效果同柴胡；白芍和柴胡共同存在时体现的是白芍的增溶作用，其效果略低于白芍；全方共煎时体现的是增溶作用，效果同枳实或白芍。[5]

六、四逆散对小鼠小肠推进功能的影响

本实验结果表明，等比例配伍的四逆散水煎液能减弱正常小鼠小肠的推进作用，对新斯的明所致小鼠小肠推进亢进也有明显的对抗作用。等比例配伍的四逆散水煎液是否对胃肠道也有促进和抑制双向调节的作用，其兴奋和抑制肠道平滑肌的具体作用机制如何，还有待进一步研究。[6]

七、四逆散煎液及醇提液对四氯化碳致小白鼠肝损害的影响

实验证明该方可改善心血管和神经系统功能的作用。实验表明，

$25g/kg$、$12.5g/kg$ 四逆散煎液及其醇提液对 CCl_4 致肝损的实验模型均可延长戊巴比妥钠对小白鼠的入睡时间和降低 ALT 活性，从而推测四逆散有促进肝脏对毒物的转化作用，因此，认为四逆散对肝脏有保护作用。[7]

八、四逆散药对及全方对刀豆蛋白 A 活化的小鼠脾细胞移动和黏附能力的影响

根据复方配伍理论，四逆散全方包含了三个配伍特色明显的药对：柴胡 - 芍药（一散一收）、柴胡 - 枳实（一升一降）、芍药 - 甘草（典型镇痛方）。鉴于药对是最小、最简单的复方，一个药对可存在于多个复方当中，了解它们的作用规律，不仅可以揭示复方作用的特点及其配伍的科学内涵，而且可为重组高效优质的复方提供科学依据。因此，我们对四逆散全方及其组成的三个典型的药对进行了比较研究。通过研究发现，四逆散和柴胡 - 芍药体外可剂量依赖性的抑制 Con A 活化的小鼠脾细胞分泌 MMP - 2 和 MMP - 9，而柴胡 - 枳实和芍药 - 甘草则基本上无影响；令人感兴趣的是四逆散各药对和全方对正常小鼠脾细胞分泌 MMP - 2 和 MMP - 9 则无影响。从这一点我们可以看出药物作用的选择性，对活化状态的细胞有抑制作用，而对正常状态下的细胞功能无影响。为了了解药物对活化脾细胞分泌 MMP 的抑制作用是否是通过直接杀伤淋巴细胞而实现，我们又考察了药物的细胞毒作用。可以看出，四逆散各药对及全方体外三个浓度对正常小鼠脾细胞无直接的细胞毒作用，排除了刚才的假设。在三个药对中，以柴胡 - 芍药的作用最好，与四逆散全方的作用也较为一致。有报道指出，淋巴细胞与细胞外基质之间的黏附作用在许多炎症性动物模型中发挥着重要作用，如胶原诱导的关节炎、接触性皮炎、足跖肿胀等。这种黏附作用对淋巴细胞向炎症部位的迁移起着必不可少的作用，一些单克隆抗体和合成肽类可通过阻断这种相互作用而有效地抑制炎症的发生。本研究中，我们观察到四逆散各药对及全方的三个浓度均不同程度地抑制了 Con A 活化的脾细胞黏附于 I 型胶原，并以柴胡 - 芍药的高浓度组作用最为显著。以上结果表明，四逆散药对及全方对体外活化的淋巴细胞分泌 MMP 及黏附功能的抑制作用可能是其

临床发挥抗炎疗效的基础，在三个药对中，以柴胡－芍药的作用最为显著，与四逆散全方的作用也较为一致，体现了方剂配伍理论中"君药"、"臣药"的重要性。有关四逆散抑制 MMP 和黏附的详细机制正在进一步探讨中。[8]

参考文献

[1] 李冀，毕塘辉，孙宇峰. 四逆散抗实验性胃溃疡的药效学及作用机理研究. 华中医药学刊，25（7）：1317

[2] 宋宝辉，李英兰，李曩，等. 四逆散对机体免疫功能的影响. 中医药信息，2000（4）：67

[3] 邓青秀，彭延娟，彭成，等. 四逆散对肝郁证模型大鼠胃肠组织细胞形态及胃肠激素的影响. 中国实验方剂学杂志，2007，13（6）：33

[4] 李军，石任兵，刘斌，等. 四逆散不同配伍对柴胡皂苷及柴胡总皂苷煎出量的影响. 北京中医药大学学报，2007，30（2）：115

[5] 李军，石任兵，刘斌，等. 四逆散不同配伍对甘草素和异甘草素煎出量的影响. 北京中医药大学学报，2006，29（12）：847

[6] 王惠洁，杨蓉，林棋. 四逆散对小鼠小肠推进功能的影响. 山西中医学院学报，2007，8（1）：17

[7] 王传晶，黄世领，龚传美，等. 四逆散煎液及醇提液对四氯化碳致小白鼠肝损害的影响. 解放军医学高等专科学校学报，1998，26（1）：14

[8] 孙洋，徐强. 四逆散药对及全方对刀豆蛋白 A 活化的小鼠脾细胞移动和黏附能力的影响. 中国天然药物，2003，1（2）：103